叙事护理

李春 著

内蒙古出版集团
内蒙古科学技术出版社

图书在版编目（CIP）数据

叙事护理 / 李春著. — 赤峰：内蒙古科学技术出
版社，2016.8（2022.1重印）
　　ISBN 978-7-5380-2691-7

　　Ⅰ. ①叙… Ⅱ. ①李… Ⅲ. ①护理 Ⅳ.①R472

中国版本图书馆CIP数据核字（2016）第205380号

叙 事 护 理

著　　者：李　春
责任编辑：马洪利
封面设计：永　胜
出版发行：内蒙古出版集团　　内蒙古科学技术出版社
地　　址：赤峰市红山区哈达街南一段4号
网　　址：www.nm-kj.cn
邮购电话：(0476)5888903
排版制作：赤峰市阿金奈图文制作有限责任公司
印　　刷：三河市华东印刷有限公司
字　　数：165千
开　　本：700mm×1010mm　　1/16
印　　张：10
版　　次：2016年8月第1版
印　　次：2022年1月第3次印刷
书　　号：ISBN 978-7-5380-2691-7
定　　价：58.00元

《叙事护理》小序

《叙事护理》是一本关于在医院护理工作中应用叙事疗法的小册子，或者更为准确地说，是作者近100节的总结叙事疗法的百天系列微课锦集。本书作者去年刚刚出版了一本叫作《幸福是尘埃里开出的花朵》的书，那是一本在我国石油企业推广应用叙事疗法的案例集。从案例集到微课集，我看到了：作者对深入了解和融会贯通叙事疗法很是投入，作者对落地入土和平民归化叙事疗法很是执着，作者对广泛推广和身先示范叙事疗法很是勤勉。要想真正了解这位自称为"非常春天"的作者的追求和思考，须得将上述两本书拿来一起读。我很钦佩作者的投入、执着和勤勉，她是我国成千上万的基层心理咨询工作者的一个榜样。大家不仅要一起来投入地学习，特别是要深入和深刻地理解一种咨询理论及其操作技能；还要一起来执着地行动，尤其是要在自己能力所及的人群中帮助他人，共同寻求人生的意义和心理的平静；更要一起来勤勉地总结，与更多的人分享各自的助人经验。各种成书成册的咨询理论不也都是由实践者的经验中获取、总结而成的吗？

当然，我还看到作者身上存有一番创新精神，从本书中我第一次看到"叙事护理"一词，可以说，是她"创立"了叙事护理一词。虽然，我在百天微课集中没能找到何谓"叙事护理"的说法，即"叙事护理"的正式定义，但我仍会为她的勇气点个大大的赞。中国历史上的学者中绝大多数都是穷其一生来为经、史、子、集作注，不敢越雷池一步。当今西方的各种咨询理论和咨询方法鱼贯而入，拥簇者众多。而我的观察是，这其中的大多数人都在小心求证，我对××的理解对吗？谁来回答呢？自然是各位大师喽；那谁又是大师呢？大概就是那些为西方理论作注的学者了。但无论大师级人物，还是基层的心理咨询师，都要切记：你和你的咨询（或者交谈、叙事）对象都是生长在不同于西方的文化、政治、经济、社情民意的环境之中，疏通中国人的心理，甚至灵魂，或许多少都要带有中国的特色。这就需要创新，哪怕是简单的名词"创新"，也可能会带给我们某种清新感和灵动感。因此，我很喜欢"叙事护理"这一新词。我猜想，或可将它定义为是护理工作的一个重要环节，或者是护士需要学习掌握的一项新的技能（如采取怎样的引导方式，可让患者将人与问题或者疾病在心理上分离开来，等等）。如此思考和推进，它也许就可能会为我国的护理工作创立一个新的职业标准，从而"叙事护理"的意义就不仅局限在案例和微课了。

这本书所涉及的理论问题有限，所以这里也就免去更多牵扯到宏大的后现代理论、反科学主义的社会建构论，以及由此而生的叙事疗法了。但作者在第96天微课中提及的一个观点，我倒是愿意给予一些议论。

作者在书中说道："今天我们来讲最后一个哲学观，第七个哲学观叫作混乱与空。

那实际上大家都知道，婴儿生下来都是混乱的，他的头脑里一片空白，没有秩序，也没有规则。是后来在成长的过程中，因为文化、社会、环境的规则而产生了秩序。我们知道在没有规则、没有秩序的情况下，婴儿就会产生焦虑。如果文化和规则进入到我们的生命，让我们的生命产生了秩序，就会降低我们的焦虑感。"

其实，现代科学心理学研究的许多证据都表明，婴儿出生时的大脑并非一片空白，也并非一团混乱。他们似乎都是"有备而来"，他们的大脑机构及其机能"预存"了某种先天（相对后天成长而言）的东西。所以新生婴儿们会对外界刺激做出普遍的规律性反应，同时也展现出鲜明的个体差异：有人安静，有人哭闹，有人眉头紧锁，有人咧嘴微笑。所以，心理咨询实践要紧紧跟上科学心理学的发展，而不可拘泥于老旧观念，或者干脆凭空想象。显然，从"空白-混乱"的前提出发，与从"有备而来"的前提出发而建构的心理咨询理论和操作技术，将会是"差之分毫，失之千里"的。将心理咨询建立在科学心理学的基座之上的任务，对于专业从事心理学研究和实践的学者们来说，还很艰巨而复杂呀！

中国科学院心理研究所研究员　张建新

2016年6月21日于北京天坛

聆听生命的故事

  2012年的冬天，我在耶鲁大学访学。医学院的朋友了解到我在做叙事疗法相关的研究，就介绍了一位她的朋友给我认识。她的名字叫丽塔·莎伦（Rita Sharon），在哥伦比亚大学医学院任教。后来了解到她是叙事医学（Narrative Medicine）的先驱。

  见面的过程有些周折。我们约在哈佛俱乐部共进晚餐。那一天我在联合国大厦开了一天会，有些疲倦。回到住处换了一身休闲的衣服，前去赴约。本以为朋友聚会，不必过于正式。结果到了地方，才发现自己犯了一个低级错误。门童不肯让我进门，因为我没有穿正装。莎伦教授等了一会儿，出来找我，看到我尴尬的样子，就跟俱乐部的人商量可否借一套给我，结果美国人人高马大，竟然找不到适合我穿的。好在他们找到一个折中的办法，请我们两人到二层的图书馆去。阴差阳错，我们享受了最为独特的服务，在充满书香、无人打扰的二层静室单独进餐。

  初次见面，闹了这么个笑话，我感到很不好意思。一开始谈话显得有点尴尬。彼此寒暄之后，各自介绍了一下自己的工作。谈到我们共同关心的话题，气氛开始发生变化。我谈了在四川救灾过程中很多面对创伤的人们所经历的故事。她跟我讲的则是在医学护理中的很多病人所经历的故事。讲到兴奋处，她几乎要站起身模仿病人和家属的表情与动作，完全没有了一开始的那种矜持。（反正也没有别人在场）我们有一种共同的追求，就是去倾听、消化、理解和体验疾病与苦难背后的故事，去被这些故事打动。从中看到苦主的不易，看到苦主的了不起。我跟她分享了中医治病时"执手相望，娓娓道来"的美好景象，她深有感触。时间匆匆，宾主相谈甚欢，意犹未尽。

  其实在与莎伦教授见面之前很久，我就接触过叙事医学。2006年我在《读书》杂志写过一篇小文章，介绍叙事医学。这门学问的宗旨是复兴医学人文传统，为技术日新月异的现代医学补充温情的一面，让医患之间的关系从技术与金钱的交换，转变为彼此的尊重和滋养。在希腊文中，"therapeia（治疗）"这个词的本意，就是关切与自愈的合称。当我们医护人员带着尊重和好奇，去欣赏患者和患者家属的人生故事，看到他们为改善患者的生命质量所做的不懈努力，看到他们的不容易，才会带着我们的专业训练加入他们，成为他们的治疗同盟。否则容易在不经意间评判甚至贬低他们所做的努力。医护训练不是让我们高人一等，而是让我们可以在别人发出邀请的时候，我们可以应对得更加从容。当然，我们知道所有的邀请都带着各种期待，不是所有的期待我们都可以满足，因为这些期待是基于患者的缺失和对生活的热望。此时，我们须慢慢儿地，静静地，聆听疾病背后的生命力量，在适当的时候给予患者力所能及的支持。当他们面对的困难超出我们能力所及，我们至少也可以陪着他们，一起面对。

李春主任运用微信平台，系统介绍了叙事的理念；结合临床护理工作中的应用，积累了大量宝贵的经验。看到微课逐字稿，感到极其具有现场感，看得出精心的准备和平实的呈现，很有一种"极高明而道中庸"的美感。李主任对学问的追求真可谓孜孜不倦，锲而不舍。她在写作本书之前，可以说对国内外有关叙事疗法和叙事医学的理念与实践做了大量深入的学习和检验。只有这样，讲述的过程才可能做到"细如涓涓，不失江河之势；平如广原，不失高山之形"。不经意间的评点，可以切中要害，让人对临床护理工作中遇到的一些困难能够迎刃而解，茅塞顿开。

我也有幸应邀和书中所介绍的各位同事见面，对匆匆学习、急急顶班的那种学习热情和工作态度印象深刻。她们的积极投入，对于推动我国叙事医学和叙事护理事业的发展，也是功不可没。当然，我相信每一位热爱临床护理工作的人，都会从本书中获得很多启发，可以大大提高工作的价值感和人生的幸福感。

李明

2016年6月6日

本书说明

现在回忆起来，我与叙事结缘应该是在2005年的美国埃默里大学医学院。当时我正在器官移植病房，完成作为汉弗莱学者的最后实习阶段。

一位第二次肝移植术后的患者，因为不遵医嘱，导致出院后再次腹腔感染而入院。当时护士们议论纷纷，对器官移植伦理问题提出质疑：为何相关部门能够通过审批，把第二次肝移植的机会，又给了这样一位第一次肝移植术后就不遵医嘱导致肝源感染的人？因为此患者两次肝移植手术的失败，就意味着其他两个人失去了生存的机会。跟着白大衣熨得笔挺的主管医生查房时，看到患者被透明胶带覆盖着的巨大而膨出的腹部、患者空洞的眼神和家属阴郁的脸，主管医生轻轻拍拍家属的肩膀离开房间。在办公室里，主管医生对跟随查房的护士就伦理问题的质疑并没有给出明确的答复，但他提到了"Narrive Medicine"这个词。英文水平本来就疲于应付的我，只听懂了这是一种新的医学方法，大概就是要去倾听患者疾病背后的故事。当时的我有太多东西要学，有太多事情要做，根本就没有想去弄清楚这个词的意思，更没有机会去倾听这位黑人患者家庭里的故事。这个词就这样在我的脑海里一闪而过。

2013年的夏天，我无意中读到了一本叫作《熙娟叙语》的小书，开始对叙事疗法产生兴趣。同年7月，我参加了由北京华夏心理教育中心举办的"自我疗愈"工作坊，跟吴熙娟老师和叙事有了第一次亲密接触。培训前一天的下午，我刚刚做完牙齿种植手术，我带着冰水、抗生素、对术后的担心和对培训的期待，参加了为期三天的工作坊。

第一天结束，我的感觉只有一个字——"慢"。"慢"到根本无法按照大纲的内容往下走，简直慢到我无法忍受的程度。我觉得"叙事"不是我的菜，发誓这辈子不再跟这个疗法打交道。但是，我发现我的脸居然没有肿，牙齿也没有疼。第二天结束，我的感觉还是一个字——"绕"。现场访谈，老师对被访谈者的一个问题反反复复问来问去，一句话反反复复说来说去。被访谈的朋友拿着一朵花，眼泪流下来，很隐私的故事就流淌出来。老师有时候也会泪眼婆娑，甚至拿着纸巾擦眼泪，老师看起来并不很专业，看似也根本没有做什么，但是被访谈过的人哭过、说过，仿佛安静下来了。我发现，经常伴随着我的那一份不耐烦不见了。第三天下来，我的感觉仍是一个字——"神"。被访谈过的六位朋友在分享的时候，说到自己被"贴"到的感觉，说到自己如何从"人不是问题，问题才是问题"的想法中被解放出来，让自己在过去的故事里找到面对问题的力量与勇气。作为一个旁观者，我并没有这些感觉，但我看到了被访谈者的变化，看到了他们卸掉负累后神清气爽的状态。我觉得"神"，内心里一个不可思议的想法开始萌动，似乎从小爱故事的我终于找到了属于自己的"菜"。

培训归来，我已经等不及参加后续的三阶段工作坊，就一头扎进了叙事治疗的世界。能买到的书、能搜到的视频、能找到的所有资料，占据了我工作之余的全部世界。

叙事疗法在我的临床咨询中起到了神奇作用，这更加坚定了我对此疗法的探索与追寻。由于我在医院分管护理和心理工作，利用工作之便，我们在2014年成立了护理心理委员会，由各科室护士长、护理骨干和心理科的全体成员组成。从2014年2月份开始，我带领心理科的同事，由各科室护士长配合，历时三个月，采用叙事的方式，完成了对全院123名患者和家属的访谈。这次大规模的访谈，我在心灵的震撼和泪水中度过，每当在深夜听着这些访谈录音，听到患者和家属们的故事、他们渴望被看见被听到的期盼，他们的家庭因为疾病而被改变的现实，他们在面对疾病时的无助与无奈、放弃与坚持……我心里就萌生出这样的想法：叙事一定能为他们做点事，能去关照他们内心的需要，能去陪伴和安慰他们受伤的躯体与心灵。

在美国纽约东北部的撒拉纳克湖畔，E. L. Trudeau医师的墓志铭镌刻着："To Cure Sometimes, To Relieve Often, To Comfort Always." 用中文描述就是："有时去治愈，常常去帮助，总是去安慰。" 而"总是去安慰"正是护理工作的本质与内涵。让护理回归本质，就要把叙事疗法和临床护理结合起来（叙事护理）。于是，我们制订计划，全力推进，毫无迟疑。

2015年全年在本院进行叙事护理的推进工作。我对全院护士进行了"叙事治疗"的培训，护理心理委员会每个月召开一次研讨会，研讨会主题先针对技术层面（外化、解构、改写、外部见证人、治疗文件），后针对完整的个案，最后是叙事对个人和家庭产生的影响。2016年初，挑选了九名护士进行了叙事护理汇报，河北省护理学会专家、我院院领导及相关职能部门和一些外院朋友参加了汇报会。大家的共识是：以前参加护士的汇报会，主题都是不怕脏不怕累的奉献精神；此次汇报会让我们看到了护士职业的真正内涵、人文情怀和大爱无疆的风采。

我院2016年工作报告中提出了"全面深化和普及叙事护理工作，为患者提供全面、全程、专业和人性化的护理服务"的要求。恰逢此时，医院的外科大楼启用，护士缺编的问题就更加突出，完成本职工作已勉为其难，根本没时间进行集中培训。如何进行培训、如何完成此项任务、如何能够深化和普及叙事护理，成为我日思夜想的问题。

手机几乎人人都用，微信已经成为每个人生活的一部分。每天睁开眼睛之后和闭上眼睛之前所做的事情就是看微信。好！与时俱进！利用微信平台提供培训，每天早晨五分钟，在刷牙洗脸之间完成培训和普及工作。我在护士长会上做出了承诺：过了正月十五就开课。说干就干，找资料、做课件、备课、录音。我的整个春节几乎都是在办公室度过的，录音里隐约能听到春节期间噼里啪啦的鞭炮声。录音在正月十六的凌晨四点完成，如果不是夜深人静，我真想高呼庆祝。我默默为自己倒了一杯红酒，一饮而尽。两个小时之后的6:20，后来被听众们评价为不急不躁、娓娓道来的叙事护理百天微课，在由425人组成的中国石油中心医院叙事护理交流群中与大家见面了。

现在叙事护理百天微课已经结束，很多院内外及省内外朋友问，是否可以提供此微课的文字稿，以便进行更深入的学习，并惠及更多的护士和患者，这就是此书的由来。

为了方便原听众群对照学习，也为如实记录叙事护理的实际工作路径，本书基本上是原培训录音的逐字稿。

对书中内容的几点说明：

非常春天：我的微信名称。

非常叙事：含义有三方面。

1. 不是一般的。这是"叙事"与"护理"的融合，是后现代心理学疗法之一的"叙事疗法"与临床护理工作的融合。与以往人们所说的叙事医学有不同之处，与能检索到的叙事护理内涵不同，绝非是某些文献中所说的单纯听故事、讲故事，只完成情绪的宣泄。目前检索到的资料，一般是对叙事护理教育的探索，或者限于叙事护理的综述与科研。从某种意义上讲，这应该是中国护理学界有资料记载的首次有关"叙事护理"的大范围的实操与普及。

2. 很。很专业的意思。对叙事护理进行了系统的讲述和培训，并着重挑选了能在临床护理中运用的技能与方法。此书包括了叙事疗法的基本框架，但不是全部内容。

3. 特别。特别强调叙事的精神。特别在意对叙事理念中"尊重""谦卑"与"好奇"态度的培养。强调成为一个会叙事的人比单纯掌握叙事的技巧重要得多，强调"做"的价值和意义。叙事护理没有"对不对"的问题，只有"做不做"的问题。没有"不对的"叙事护理，只有"不做的"叙事护理。只要我们抱着一颗陪伴的心去"做"，无论你的技巧如何，你的患者都会感觉得到。

百天微课：录音一共99段，加上一天的课程说明，一共100段，故简称百天微课。在录制时，因为使用自己的手机录音并自行标号，在标记的过程中，遗失了044和075，所以真正与培训内容相关的录音一共97段。在本书中依次排序号，一共97段。

此时此刻，我心里产生了这样的假设：如果十年前，我没有错过"Narrive Medicine"这个词，是不是叙事护理会来得早一些？如果当年那个黑皮肤的肝移植患者，在第一次住院的时候就遇到了会叙事的护士，他的生命故事会不会因为被倾听、被诉说而得到改写？那么第二次肝移植的肝源就会惠及另外一个生命，那会是谁呢？这些假设的可能性都已经不存在了，但是更多的可能性已经变成了现实。本书中介绍了我院叙事护理的探索与实践，大家会看到有多少患者与家庭的故事因为遇到了会叙事的护士而改变，多少护士因为叙事而成为更好的自己，多少护士的丈夫和孩子因为叙事而得到解放和自由……

在叙事护理百天微课的准备过程中，得到了家人的理解和支持，让我在办公室度过了春节的整个时光。特别是儿子文一然教会了录音、发放录音等功能。感谢护理部王宁主任对此项工作不遗余力地推进。感谢邱艳丽老师在叙事护理过程中所做的文件记录、拍照、建群等工作。感谢护理心理委员会的同仁们愿意学习、体验和深入此项工作，也是你们的"做"，陪伴和鼓励着我去完成一系列我从未预期过的事情。感谢院领导的支持和鼓励。

感谢河北省护理学会高荣花理事长和赵莉副理事长，您二位全程参与微信培训的过程，就如同我的外部见证人，让我更加充满动力。也感谢群内我的大学同学、中德班同学和朋友们：无声的陪伴给我温暖与感动，有声的回馈给我现实感与价值感。

特别感谢在叙事护理的推进过程中，中科院心理研究所张建新研究员、被称为中国叙事疗法奠基人的北京林业大学的李明老师、中国传媒大学曾海波老师、中央财经大学赵然老师，亲临现场提供培训和指导工作。

特别感谢关铁副院长在录音转化成文字稿的过程中，不仅提供了精神上的鼓励，更提供了高科技的帮助。如果没有他，就没有此书如此之快地同大家见面。

感谢所有提供帮助让此书面世的朋友们。

李春

2016年5月12日

目　录

叙事护理 _001

李春：非常春天，非常叙事，大家早晨好。

今天我要给大家介绍一下，《叙事护理》百天课程的提纲。

我们的培训将会分为五大部分：

第一部分，是对"叙事护理"这个词的解释。

第二部分，是叙事护理探索与实践的过程。也就是简单地介绍一下，一年来，我们医院是如何开展这项工作的。

第三部分，是对叙事治疗进行简介。

第四部分，是叙事治疗的技术。主要讲五大技术：外化、解构、改写、外部见证人和治疗文件。

第五部分，是我院叙事护理探索与实践的效果和收获。

第一，我们先讲对"叙事护理"这个词的解释。

它的意思就是把叙事治疗的理念和方法，运用到我们的临床护理工作当中去。为了称呼和叙述的方便，所以我们把它称为"叙事护理"。

第二，我要讲一讲叙事护理在我们医院一年来探索与实践的过程。

我们成立了护理心理委员会，由护士长、护士骨干以及心理科的成员组成，实际上这是一个跨专业的行为，就是把心理学专业和临床护理专业相融合。

首先，由我对全院护士进行了两次叙事治疗课程的讲授。然后，是护理心理委员会观看了3次吴熙绢老师的访谈录像，在观看访谈录像之后，把访谈过程转化成逐字稿，我们对照逐字稿着重对技术点进行了分析。

每个月我们有一次叙事护理研讨会，研讨会的主题先是针对五个技术点，说外化、解构、改写、外部见证人和治疗文件，每次研讨会针对一个技术点。然后，有典型个案分享。最后，是叙事对我们个人造成的影响等。

在整个叙事研讨会推进的过程当中，我们发现叙事治疗的理念已经影响了护士与患者之间的关系，护士与家人（丈夫、孩子）的关系，护士与朋友的关系，影响到护士与同事之间的相处方式。最重要的是，影响了护士自己与自己关系的转变，我们产生出护士进行自我叙事的一种工作方式。

在研讨会进行的过程中，建构出许多非常感人的、与以往不同的新故事。

所以，我们就产生出要深入和普及叙事护理的想法。另外，在医院2016年工作报告中，也两次提到了"叙事护理"这个词。同时，对我们整个护理队伍提出了要深入和普及叙事护理的要求。普及和深入叙事护理，成为我院2016年整个护理队伍的工作主题。

叙事护理 _002

李春：非常春天，非常叙事，大家早晨好。

我今天就要来讲一讲，为什么要采用百天微信陪伴这样一个形式。因为，也有圈里的朋友来问，说你用这样的方式，是怎么想起来的？其实，在去年我们做一年叙事护理的探索过程当中，在研讨会初期的时候，我们的护士骨干和护士长，还能够全部到场，还能够比较投入地进行研讨和交流。到了后期，尤其是我们搬进了外科大楼之后，在缺编100多人的状态下，开研讨会的过程当中，就只能有一半的人能来，甚至到最后，大概只有三分之一左右的人能来交流，甚至交流汇报完了之后，汇报者就要匆匆回病房去顶班。

面对这种状态，我们现在是人员太少了，又没有办法集中地进行学习和全员的培训。

所以，我就和护理部王主任商量，当然这也是商量的一个结果。就是基于这种现实，就是每个人几乎都在用微信，每个人每天都在玩儿微信。可能晚上睡觉之前，会看微信；早晨睁开眼睛第一件事是拿过手机看微信。所以，我就在想，能不能每天早晨发放3~5分钟这样的一个录音, 或者是讲课, 能够对推行这项工作有帮助?

也有朋友问我说, 你这不是费力不讨好吗?

为什么呢? 因为有两个方面的原因:

第一个, 我们大家都知道, 所有免费来的东西, 实际上大家都不会太珍惜, 这种培训都是一种片段性的倾听, 如过眼云烟一般, 很可能一听就过去了。那这样做, 能有多少效果呢? 是否会形成系统性的培训呢?

第二个, 又没有强制的制度或政策, 要求每个人都必须跟着学。

的确是这样, 我对培训效果也曾经有过考虑。但是, 我是这么想的: 现在人员少, 不能集中培训, 不能集中讨论, 不能办沙龙等等, 这样的状态, 它就是现实, 你没办法改变它。

那么, 你做不做这个讲课, 肯定还是有差别的。

如果我不来讲, 肯定是一点儿效果都没有; 那我来讲, 或多或少, 我相信都会有所收益。比方说, 你可能是听了一句话, 那就是一句话的收益; 你听了两句话, 可能就是两句话的收益; 你听了三句话, 可能就有三句话的收益。那么, 一个人的收益, 可能取决于他投入的时间, 投入的心力, 投入的体验。那么, 一个人投入的多少, 就决定了他收获的多少。

所以, 我也不知道未来100天之后, 我们整个群里面的人, 对于叙事护理能有多少了解、多少理解, 有多少内容能带到未来的行动当中去, 那是我无法预计的。

但是我特别喜欢汉代刘向《说苑·贵德》中的一句话: "春风风人, 夏雨雨人。"我真的没有多高尚, 我觉得我们每个人可能面对不可改变的事情的时候, 都可能会采取一种态度。

我的态度就是, 那就像春天的风一样慢慢地去吹, 你能做到什么程度, 你就做到什么程度, 你对后面的结果不要抱预期。

其实, 我觉得这就OK了, 这跟做心理治疗是一样的。我能够去配合、去陪伴的, 我就去配合、去陪伴吧。到最后是什么样的结果, 来访者能达到什么样的程度, 我真的没有办法预期到那个结果。

叙事护理 _003

李春：非常春天，非常叙事，大家早晨好。

今天我们要讲第三个部分：叙事治疗的简介。

在这一部分当中，我们会讲四个内容：

第一个，我们要先介绍一下后现代心理学。叙事治疗，它是后现代心理学的一种治疗方法。

第二个，我们要讲一下后现代心理学的一些理论。

第三个，我们要讲一下什么叫社会建构论。

第四个，我们要讲一下叙事治疗的发展历史。

首先，我们来说叙事治疗，实际上它是一种后现代心理学的治疗方法。但是，后现代心理治疗方法有四种，基本上我们要提到的后现代心理治疗方法，会指的是这四种。

第一个，就是叙事治疗（叙事）。

第二个，是焦点解决短程心理治疗（焦点）。

第三个，是合作对话（合作）。

第四个，是反思团队。

如果是台湾老师讲，他会讲后现代心理治疗的方法就是前三种，就是叙事、焦点和合作对话。

在大陆，在中科院心理研究所，以史占彪教授为首的团队搭建了一个后现代心理学的平台。现在他们不仅做叙事、做焦点、做合作，同时，他们还开展了后现代心理教练的培训。

在我国，叙事治疗主要是以北京林业大学的李明老师、清华大学的李焰老师为代表，焦点短程主要是以杭州五云山疗养院的骆宏老师、中央财经大学的赵然老师为代表，合作对话主要是以中国传媒大学的曾海波老师为代表。这几位老师，应该说都是所从事疗法的领军人物。

第二个，我们来说一下后现代心理学的理论。因为理论部分实际上是非常抽象和晦涩难懂的。如果要是讲理论课，会是大篇幅的，需要耗费很多精力来把这个解释清楚，其实是解释不清楚的。

在我阅读了很多书之后，我准备这样讲，就是讲后现代心理学与现代心理学的区别。

我从三个方面来说它们不一样的地方：

第一个，就是对心理问题定位的视角是不一样的。

现代心理学主要注重的是个体，后现代心理学注重的是关系。

第二个，治疗任务不同。现代心理学，它治疗的任务主要是针对的问题。后现代心理学的治疗任务，主要是重构问题。

第三个，治疗师角色不同。现代心理学，治疗师是一个专家的角色。而后现代心理学当中，治疗师是与来访者合作的角色。

我在这里强调的是，叙事治疗师的角色是"去中心化，但有影响力"。

如何理解这句话呢？就是我不是专家，不是以我为中心，我跟你是合作关系，但是我跟你在互动的过程当中，我对你是有影响力的。

所以，请大家记住这句话，"去中心化，但有影响力"。

那么，叙事治疗的大部分是由治疗师所引发的与来访者的对话构成。

所以，大家看到了，这里面就是通过治疗师的问话，引发来访者的思考，然后去回答。

在整个对话的过程当中，就建构出新的故事。

叙事护理 _004

李春：非常春天，非常叙事，大家早晨好。

昨天，我们从三个方面讲了现代心理学和后现代心理学的差别。

实际上，后现代心理学来源于后现代主义，后现代主义是对应于现代主义的。

现代主义强调的是理性至上、科学至上，强调一元论。也就是非黑即白、非此即彼，它强调真理的唯一性，强调了专家化。

那么，针对现代主义产生出来的后现代主义的思潮，它的主张是反对理性至上，反对科学至上。

第二点，它是反对基础主义，提倡不确定性和差异性。

第三点，它主张真理的多元化，反对中心主义，反对一元论。

第四点，它认为怀疑理性和科学可以给人们带来自由和解放。

后现代主义，当然也就影响到了后现代的心理学。

后现代心理学的思想，就代表着心理学的研究，从原来的行为观察、自我探索、自我肯定、精神分析这样一种形式，向美学、社会学、文学和伦理学的领域延伸和渗透，这才是后现代心理学研究的内容，即向美学、社会学、文学和伦理学的领域去渗透的这样一个倾向。

在后现代心理学当中，人们一定会讲到社会建构论，实际上我们把社会建构论和后现代心理学画了一个约等于号，它们是同义词。

社会建构论，它认为一切知识都是社会建构的，通过跟社会互动的过程来获得它的意义。而这些意义，又因时、因地、因人而异，不存在于超越社会群体之上的普遍性。

社会是由什么构造的呢？或者说社会是由什么建构的呢？

社会建构论者认为：社会是由语言建构的，认为没有人可以独立于语言之外。所以，我们往往会说，一个人的语言就是他的世界。在后现代心理学当中，尤其是叙事疗法当中，我们要特别谨慎地使用我们的语言。

社会建构论有两个层面的含义。

第一点，就是它泛指一种立场，因为我们人对现实的理解不是客观的、一一对应的，而是个人或社会通过语言建构起来的。在这个过程当中，语言会改变、筛选或者是转化我们的体验。

第二点，专指某些个人或者是学术主体，主动地通过各种方法，审视体验，强调个人的能动性。

社会建构主义则认为人降生到这个世界,同时就会进入一个社会,从这一刻起,就不可避免地要靠这个社会的母体,特别是语言这个文化载体,来诠释自己的体验。所以,社会生活不仅仅决定人可能有什么样的体验,而且还决定这些体验如何被解读。

举个例子来说,我们生下来的时候,一个婴儿,他就像一台计算机一样,他里面没有程序,头脑是空空的,但是在他的成长过程当中,外界就会给他一些概念、一些规则、一些规范、一些文化传统、价值观、法律规条,然后灌输到这个计算机系统里去,也就是说他有程序了。

人们遵守这些规条,并根据和环境的互动,产生出一种对自我的认同,也就是:我是个什么样的人。

比方说,疼。这个疼,刚刚生下来的人是不知道什么是疼的,但是疼这个概念,在一个人的成长过程当中,就会被周围的环境所教会,那样的一个体验叫作"疼"。

然后这个"疼"就内化到这个人的头脑当中去,当下次他再产生这样一个类似的经历和体验的时候,他管那个东西叫作"疼"。

假如说社会同时又给这个人,或者这个男人,装入了一种程序,这个程序叫"男人不能怕疼",这个程序就内化到这个男人的生命当中,或者他的头脑当中。

当一个男人产生了"疼"这个体验的过程当中,他同时也会产生一种羞耻感。他认为男人不能怕疼啊,那我怎么会产生怕疼的感觉啊? 因为他产生了怕疼的感觉,他就会产生一种羞耻感。

这种羞耻感就会导致他出问题。如果他带着这种羞耻感来到咨询室,那么要解决他羞耻感的问题,你就需要往前倒,去看看他的羞耻感是如何产生的。羞耻感是跟男人不能怕疼这样的一个社会规条联系在一起的,那就是说,我们就会碰触到已经内化到他头脑当中的"男人不能怕疼"这样一个概念。

所以,问题不是凭空产生的,它是被社会文化、法律、风俗习惯、宗教等等内化了的这些概念建构出来的。它是被社会化的。因而人是不能独立于社会之外的，我们每个人都不能独立于语言之外。

叙事护理 _005

李春：非常春天，非常叙事，大家早晨好。

我们上次提到了社会建构论，今天还拿昨天的例子来讲，就是一个男人因为怕疼，带着这种怕疼的羞耻感，然后来到咨询室。

他咨询的问题是：他有羞耻感。

当他不断因为怕疼，在跟周围人互动的过程当中，比方说他的家人、他的朋友、他的同事、他的大学里同宿舍的同学，在互动的过程当中，慢慢就形成了一个概念：他怕疼，他是胆小鬼。

那么这个胆小鬼的自我认同，就会内化到他的头脑当中去，他对自己形成了"我是胆小鬼"这样一个自我认同和自我评价。

所以，做心理咨询，绝不可能就问题而解决问题，也就是说我绝不可能直接解决他的羞耻感问题。

如果我不往深里挖，挖到社会、文化、环境的建构，并且撼动他的"我是胆小鬼"的自我认同的时候，就不可能改变和消除他的羞耻感。也就是说，我不可能独立地消除他的问题，我一定要深入到他的由社会文化、周围环境以及社会规条所建构起来的"我是胆小鬼"这个自我认同，才能解决他的问题。

那么，非常有意思的是，在一个人的成长过程当中，可能由于各种各样的原因，我们对同一个问题、同一个事物，就会有不同的认识或者不同的概念。比方说我们曾经做过一个团体的辅导，在这个团体的辅导中，我们是由12个人组成的团体。

我们把这12个人分成了两个组，6个人作为观察组，另外6个人作为操作组。我们给操作组一个题目——"健康与疾病"，然后让这6个人作为一个团队来摆放沙盘，而另外6个人组成的观察组，并不知道我们所给出的这个题目。

在沙盘摆完之后，我们的操作者对健康和疾病就有6种不同的解释，而且他们摆放的物品都是不一样的。

有的人说，健康就是没有疾病；

有的人说，健康就是心无旁骛；

有的人说，消灭不健康的隐患就是健康；

还有人说，保证孩子健康的方式就是健康；

有的人讲，祝愿80岁的老母亲健康；

有的人说，健康最重要的就是沟通。

这是6个操作者对于"健康与疾病"这个题目的解释。

那么，我们对于另外6个观察者，让他们在没有听到解释之前，给沙盘命名。6个人给出的名字分别是：长假生活、快乐生活、留守生活、快乐童年、现代与传统、人生。

这样，一个非常有意思的现象就出现了，同样是"健康与疾病"这个题目所摆放的沙盘，6个人就建构出6个不同的故事。

对于摆成的沙盘，6个观察者所建构出来的故事主题又各不相同。

所以，我们就会得出这样一个结论，那就是对于同样的事物，每个人的理解和解释都是不同的。

叙事护理 _006

李春：非常春天，非常叙事，大家早晨好。

相对于疾病来说，由于每个人成长的经历不一样，每个人对疾病所形成的认知和认同也是不一样的。比方说，有的人就特别害怕疾病，特别害怕死亡。有的人就对疾病无所谓，他是特别顽强，特别坚强的，他特别具有抗打击的能力。这就与这个人成长过程当中，他周围的重要人物，以及他所在环境当中的人，给他造成的影响有关；或者是经历的不同，造成了他对疾病的认知不同。由于对疾病的认知不同，就会导致这些人在住院期间，对疾病的认识不一样，所以情绪反应也不一样，导致就医的行为也不同。

有的人就特别遵从医嘱，你让他干什么，他就干什么。有的人就特别听护士的，你让他怎么操作他就怎么操作，你告诉他术前应该怎么样，术后应该怎么样，他都会严格去执行。你告诉他术前应该在床上练习深呼吸，练习床上大小便，他就一定会遵照执行。

那么有的人，恰恰因为他成长过程当中，对疾病形成的概念不一样，他可能就不遵守医嘱，他认为无所谓，那么可能导致他的行为就不同。他可能会你让他干什么他偏不这样做。

电影《老炮儿》中的六爷，就是一个典型的不遵守医嘱的例子。医生让他做心脏手术，他偏不听，不顾性命安危从医院里逃出去，结果导致死亡。

所以，我们面对不同的病人有不同行为的时候，我们就会焦虑，就会愤怒。因为在临床中，我们有要求、有规定、有规范，我们似乎都是在要求整齐划一。当我们看到病人某种不是整齐划一的行为和反应的时候，我们内心里就会有焦虑。

那么，当我们对这个生命感兴趣时，就会去探寻他为什么会有这样的行为，他是怎么在他成长过程中内化了那些概念，然后联系在一起的。我们只要深入到他生命故事的背后，就会对他有更深的了解。

同时，疾病的概念实际上也不仅仅是一方面的，它不仅仅是生理的概念，同时还有社会文化的意义。比方说梅毒，它在生理和病理的意义上是可以治疗的，甚至是可以治愈的。但是，因为梅毒所产生的社会文化层面的意义，它就很难治疗，可能会携带终生。

比方说，一个罪犯在去抢劫银行的过程当中，他遭到了警察枪击，假如造成了他面部的损伤和腿部的骨折。

那么他面部的损伤，还有腿部的骨折，实际上是可以治疗的，甚至将来可能会痊愈。随着整形技术的提高，你可能根本看不到他面部的伤疤，腿部也不会留下跛行的残疾。但是，他因为抢劫而造成的这个社会文化意义上的疾病（病痛），或者这个病根儿并不会消除，他可能会携带一生。

所以我们不仅要看到每一个人对疾病建构的概念不一样，而且还要知道疾病本身不仅仅是生理层面的东西，它还有社会文化的意义在里面。

叙事护理 _007

李春：非常春天，非常叙事，大家早晨好。

今天我还是要强调一下疾病的社会文化意义。

我举个例子，比方说有一个非常帅的外科大夫，突然间，大家知道他得了艾滋病，那么大家就在纷纷猜测他得艾滋病的原因。

有人说，这个大夫是因为同性恋感染了艾滋病。可能这个时候，当我们听到这个病因的时候，我们内心里会有一种强烈的情绪产生出来，那个强烈的情绪可能是鄙夷，可能是看不起，可能是罪有应得，也可能是活该等情绪和想法。

过些日子，又有人说他不是同性恋，实际上是因为他5年前曾经得了阑尾炎，非常不幸，那么简单的一个阑尾炎手术，居然做了6个小时，在做手术的过程当中，还造成了大出血，然后还输血了。他的艾滋病是由于输血造成的。这个时候，我们的内心可能就会生出另外一种情绪，那个情绪就可能是同情，可能是怜悯，因为觉得他好不幸。

又过了一段时间，有人说，前面两种传闻都是不对的，这个大夫实际上是因为两年前的某一个晚上，在急诊科抢救一位车祸的病人，当时因为情况紧急，他的手套破了，在给病人做手术的过程当中感染了艾滋病。这个时候，可能我们内心的情绪又会变得不同。他的形象随着我们情绪的不同，可能也会发生一些变化。当我们知道他是因为抢救病人而感染了艾滋病的时候，我们内心里可能觉得这个大夫很伟大、很高尚、舍己救人等等。

那么，我现在就邀请大家来思考这样一个问题：同样是这个外科大夫，他得的是同样一种病，大夫还是这个大夫，病还是这个病，为什么当我们因为他患病的原因不同，会导致我们内心里对他的情绪不同，对他的评价不一样呢？

实际上，这是由于我们的社会文化所建构出来的。

比方说，同性恋的人是什么样的？同性恋是不好的。输血感染是不幸的。抢救病人是高尚的。我们情绪的变化，是被我们头脑中的这些规条和概念所牵动。我们头脑中所有的这些规条，实际都是社会建构出来的，它具有社会文化的意义。

试想，我们不是生活在中国，我们不是生活在地球上，我们是生活在另外一个星球上。另外一个星球上的人，可能对艾滋病就有完全不同的理解，或者他们具有完全不同的认知体系。或许，那里的人可能会有革命性的、我们想不到的、完全不同的一个对艾滋病的概念。这也是有可能的。

叙事护理 _008

李春：非常春天，非常叙事，大家早晨好。

现在就有一个非常有趣的现象，比方说在同样的家庭里面，同样的饭菜、经历同样的事件，甚至同样的氛围，甚至双胞胎穿同样的衣服。那么，为什么每个孩子的发展会不一样？每个孩子的命运会不一样呢？

如果说跟社会文化和环境有关系，那么至少他们的家庭文化和环境都应该是一样的，可是为什么孩子的发展就不一样呢？

这个我们也说不太好，但愿意举一个例子引发大家的思考。

比方说，一个母亲，她有两个女儿，一个女儿7岁，一个女儿5岁。有一天傍晚的时候，家人都吃完晚饭了，妈妈就从冰箱里拿出了一根冰棍儿，把冰棍儿递给了姐姐。母亲跟妹妹说，你看姐姐今天吃饭吃得特别干净，桌面收拾得特别清洁，将来有一天你能吃得像姐姐那么干净，同时也把碗收了，把桌子弄得像姐姐那么干净的时候，我就也奖励你一根冰棍儿。

那么，这个孩子因为这根微不足道的小豆冰棍儿，就改变了她一生的命运。在她长到30岁的时候，她智力很好，长得非常漂亮，工作能力很强，在事业上也非常成功。

但是在她生命里出现这样一个规律，就是每到重大事件，每到要做出重要选择的关键时候，她总是会把事情弄糟。

比方说，她要提交一份报告，最后一刻，不是电脑死掉了，就是文件没保存；她要去面试，已经过了三关了，到最后一关的时候，要么就是迟到了，要么就是出交通事故了。总之，每到关键时候，她总是不能成功。

后来，她就去见了心理咨询师，然后就往前倒，倒她的生命过程，就倒出了这样一个关于冰棍儿的故事。

那个妈妈没有错，妈妈的解释是，因为她吃饭吃得没有姐姐那么好。当她吃得像姐姐那么好的时候，她同样也会得到一根冰棍儿。

那么，姐姐拿到这根冰棍儿，就欢天喜地的，因为她吃饭吃得干净，吃得好。

可是这个5岁的妹妹，当看到姐姐拿了这根冰棍儿，欢天喜地走的时候，她内心里内化的，可不是我没拿到这根冰棍儿，我没有吃到这个又凉又甜的小豆冰棍儿，而她的解读是：我不够好，我不值得被妈妈爱，所以我不配得到那根冰棍儿。

她内化了这种"我不够好，我不配被爱；我不够好，我不配成功"的概念，这种概念就支配了她未来的人生，那就成为她未来人生的一个主旋律。

实际上，那是被内化了的一个无形的概念，我们根本看不见，我们根本摸不到。我们可能只是会觉得她挺倒霉的，一到关键时候她就不成功。她平时都很不错，可是每到关键时候她就要倒霉。我们根本想不到，她倒霉的命运如同皮影戏中的玩偶，真正牵动玩偶的操纵者是被内化了的那些概念。

叙事护理 _009

李春：非常春天，非常叙事，大家早晨好。

今天我主要想谈谈父母的养育方式和心理健康的关系。

在这里我想介绍一本书，这本书是由美国的亨利·马西和内森·塞恩伯格两个人写的，名字叫作《情感依附》。它是美国的两代心理学家，对76个婴儿从出生到30岁的追踪研究报告。

在30年的追踪研究中，得出一个结论，就是父母和家庭是最为重要的。大部分获得好的早期照顾的人，到后期发展得就比较好。而大部分早期照顾有问题的孩子，后期发展得就不够好。但是，仍然有20%的人，他们的发展与早期照顾的形式所产生的预期是不一样的。

那么，除了依附关系之外，创伤的因素也深刻地影响了个体在30岁前的发展。这些创伤包括直接或者是间接失去父母的经历。什么叫间接失去父母呢？就是父母也许并没有真的离世，但是他失去了作为父母的功能，那么我们就称之为"间接失去父母"。

在这里我并不是想说，父母良好的养育方式，就一定会造就良好的心理健康水平。在这里我想说，什么叫心理发展健康。在这本书里面，大家所认为的心理健康，不是说他有多高的社会地位，他的职务是什么，他的职称是什么，他事业发展得有多大，他能挣多少钱。而是说，他是不是有良好的人际关系，与人互动有没有问题。他是不是能够以平静的、安宁的心态融入社会，与周围人相处，能够很好地处理自己的情绪。这是这个研究所关心的主题。

在读这本书的过程当中，我有一个深刻的体会，就是说，虽然有的孩子在同样的家庭长大，经历了同样的社会事件，甚至经历了同样的场景，但是，孩子发展的程度，或者到后期发展的心理健康的程度，确确实实是不一样的。

所以，我就在想，每个人成长的过程当中，你不知道他可能会捡起什么，可能在成长的路上有很多灾难，也有很多珍宝，它是一件一件的物品，即使是两个人同时肩并肩地往前走，可能每个人捡起来的东西是不一样的。

有的人可能捡起了珍珠，有的人可能捡起了瓦砾，有的人可能捡起了石头，有的人可能捡起了宝石，有的人可能捡起了食物，有的人可能捡起了兵器。

所以在成长的过程当中，有时候文化、环境起到一定的作用。但是特别有意思的是，每一个生命都是一个神奇的过程，因为你无法预测这个人，这个生命他会捡起哪一部分内容内化到他的生命里去。这就是我们好奇的地方。这也正是做叙事护理的过程中需要我们去好奇的地方。

叙事护理 _010

李春：非常春天，非常叙事，大家早晨好。

我相信在我们国内很多地方都有这样的一个传统，就是孩子在满一岁的时候要有一个仪式，那个仪式就叫作"抓周"。

这个仪式会在床上，或者在某一个地方，摆放很多很多不一样的东西，然后让那个孩子爬过去抓，似乎抓到哪一件东西，就意味着他的未来会是跟这件东西产生关联。这是一个很有意思也很有趣的传统。

家长会因为孩子抓到不同的东西，而产生不同的情绪。

当然了，在为抓周准备的这些物品当中，基本上我们都不会去摆那些意义不良的东西，都会摆上一些具有非常美好意义的物品供孩子去选择。

但是，生命的历程，确实是泥沙俱下的，你不知道在经历良性的事件和负面性事件的时候，孩子会抓起什么。所以，有时候我们就会感慨，生命就是一场因缘际会，你不知道会是一个什么样的结果。

前几天，春节期间，晚上儿子陪我一块儿去散步，就在吉祥小区的小操场上。

小操场上有一个滑梯，我们转到那儿的时候，我儿子就试图走到滑梯上，然后滑下去。但是他深深知道那个滑梯他真的是上不去，也滑不下去了。

他跟我说："妈妈，我小的时候，经常会在这个滑梯上滑，尤其是傍晚的时候。"他去回忆那个场景。

然后我就跟他开玩笑，我说："如果妈妈站在滑梯的这一侧，看到你没有上来，你没有滑下来，而我绕到滑梯的对侧，就是入口那一面，去找你的时候，发现3岁的那个孩子就出来了。你想想那样的场景是什么样子的？

"你觉得我是会哭？还是会笑？"

然后我儿子说："我估计你会又哭又笑。你哭是因为你得重新养育我，你笑是因为你有机会可以重新来弥补你自己犯的错。"

他这样一说，真是被他说到心里去了，我心里就震了一下。

但是儿子马上就讲："其他的都不确定，但有一点是肯定的，在你系统地学习了心理学之后，你在养育我的过程中，你一定会战战兢兢的，你一定会试图去避免一切的伤害。所以，当你带着那种惊恐来养育我的时候，养育出的那个孩子一定不如今天的我好。"

他这样一说，我心里就释然了。

我就在想，真的是每一个生命都是独特的，是独一无二的，他真的是不可复制。真的，即使同一个孩子让你去重新养育一遍的话，他也是不一样的。

我就在想，我们面对的每一个人、每一个患者、每一个家属，生了同样疾病的人，他们每个人都不相同，对疾病的理解也不一样，他们的行为也不一样。

如果我们因为他们是得了同样的疾病，而用同样的方式对待他们的时候，他们的独特性一定没有被我们看见。

叙事护理 _011

李春：非常春天，非常叙事，大家早晨好。

我花了很长的篇幅来讲生命的独特性，不可复制性，其实我是想引出一个态度，这个态度就是做叙事的态度，那就是尊重、谦卑和好奇的态度。

当我们知道生命是独特的、是不可复制的、是独一无二的，每个生命，他都有独特的内部结构，他都是由独特的社会文化、文化规范、家庭规条等塑造出来的。

那么，我们就可以怀着一颗自然的、好奇的心，去打开这个包装、打开这个宝藏，去看那个生命结构里面，那个包袱里面到底藏着多少宝贝和故事，才会导致了今天他跟我们互动的过程中，所出现的一系列行为，以及一系列的对一些行为的反应。

有时候我也会反思，我们将来要学很多叙事的技巧，我们学了那么多技巧之后，如何能够把技巧运用到病人身上去呢？我们是不是按照全部的技巧或者流程去运用呢？

就像我的孩子说的，说你学了那么多的心理学的知识之后，你反而不会养孩子了。

我们在做叙事护理的过程中，很多护士有过这样的体验，那就是我们跟患者的对话进行不下去，他们根本不按照我们的套路走。

的确是这样。那我说，学叙事实际上抱着这样一个心态就可以了：我们用尊重、谦卑、好奇的态度去陪伴我们的患者，去探索他们的生命故事，这个是为了让我们能够更加自由地工作、更加自由地生活，而不是让我们的工作、生活受到叙事技巧和流程的限制。

在我讲叙事护理的过程当中，也希望大家能够取其精华，去其糟粕，然后辩证地来使用，有选择性地使用，甚至可以创造性地来使用未来我们将要学到的那些叙事技巧。

叙事护理 _012

李春：非常春天，非常叙事，大家早晨好。

今天我想给大家讲一个故事。有一个老奶奶，春节期间要做手术，因为只有在春节期间才能够外请到那位专家。

她的手术应该说不是一个特别大的手术，但是全家人都非常重视。她有三个孩子，两个女儿，一个儿子，她的大女儿是一名护士，在国外工作已经很多年了。

春节期间要做这个手术，全家人都希望这个大姐能从国外回到母亲身边来照顾母亲，陪伴母亲度过手术这样一个特殊时期。

当弟弟妹妹给姐姐打了电话之后，这个姐姐就表现出非常的犹豫，而且表明态度不想回家。

这个妈妈就特别地生气。妈妈认为自己养了这三个孩子，尤其是对老大，她倾注了非常多的心血、爱和关注。在关键的时候，这个老大不仅不回来，而且表现出的决绝态度，让母亲尤为绝望。

母亲就认为这个孩子不孝。弟弟和妹妹当然也认为姐姐不孝，以至于在整个病房里住的其他两个病人以及家庭成员，都认为这个大姐是不孝的。

病区里的护士，以及病区里的大夫，知道了这种情况之后，也产生了相同的评价。

当我们有机会跟这个大姐面对面聊天，听到大姐的声音的时候，这个大姐就讲出了另外一个故事。她说："你知道吗，我的童年是这样度过的，我的妈妈是老师，我的爸爸长期在外工作，上线儿，常年不回家。

"那个时候，妈妈带着我们三个孩子，是常年跟我们的姥姥住在一起的。春节的时候，别人家都是欢天喜地的，买肉、买酒、包饺子、放鞭炮、贴窗花，家里都有浓浓的年味儿。

"可是，每到春节临近的时候，妈妈就会带着我们三个孩子，抱着被子、褥子、锅碗瓢盆，搬到学校的教室里面去住。

"学校的教室很空，学校的窗户是玻璃的，但是玻璃不全，贴了旧报纸，在寒风中，报纸呼嗒呼嗒地响。

当别人家欢天喜地又吃又喝，吃肉喝酒，充满欢声笑语的时候，我妈妈带着三个孩子，在寒风中支着一个煤球炉子，在锅上炖着一锅汤。"

她说："我童年的春节都是这样过的，那是因为农村有一个传统，那个传统就是嫁出去的女儿是不能回到自己的妈妈家过年的。如果嫁出去的女儿回到妈妈家过年，就会给妈妈家带来不幸。"

她说："那你想一想，我已经出国很多年了，我在国内没有房子，如果我回来，就一定要住到我妈妈家里。可这个时候正是春节，如果我的妈妈手术成功，则万事大吉；但凡有一点闪失，手术不成功，那一定是因为过春节，嫁出去的女儿住到妈妈家里，给妈妈带来的灾难。

"所以，为了让我妈妈能够度过这个手术，能够平稳地、安宁地、成功地做完这个手术，我宁可承受着被别人说不孝的这样一个评价，而不忍心回来。"

那么我们看到，我们大家对她的评价是不孝，可是不孝之下，深深埋藏着的是她对母亲的爱，她希望母亲能够平安。

由此，我们也可以看到，社会、文化、传统和风俗给患者和家属的行为带来的影响。

叙事护理 _013

李春：非常春天，非常叙事，大家早晨好。

今天我给大家再讲一个故事。我们在病房里面，有时候不怕跟病人打交道，其实很多时候特别害怕跟家属打交道，尤其是有一些特别难缠的家属。我们有时候会管这样的家属叫作"刺儿头"。

比方说有这样一个女士，30多岁，她在病房里陪床。她的父亲癌症晚期，她的母亲在她很小的时候就离世了。

那么这个30多岁的女士，会经常来找护士、找护士长、找大夫。然后，她会不断去抱怨医院的制度、医院的规章、医院的操作、医院的检查，她似乎对医院一切的安排都不满意。以至于病房里的医生和护士看见她都想躲，都想逃跑。

大家都就觉得这是一个既蛮横又无礼，充满了攻击性的一位女士，而且具有张牙舞爪、剑拔弩张的气势。

当有一天夜班的时候，她看护士不太忙，就坐在护士站。

那个护士就问她说："我看到你对你的爸爸特别关心，特别关注，你对他的每一个问题都特别关心，会经常来找护士、医生问问题，会询问各种各样的处理措施，如果让你描述一下你的这种状态或这种行为，你管它叫什么？如果让你给它起个名字，会叫什么？"

那位女士沉思了一会儿，居然就流下泪来，她说那个东西叫"害怕"。

于是她就开始给这个护士讲，在她非常小的时候，可能6岁或7岁的时候，她的妈妈就是在这所医院里离开了人世，那时候她还小，刚刚上小学。有一天放学后，背着书包到医院的病房看母亲的时候，那个病床上母亲已经不在了，床上只有干净整洁的白色床单，她的母亲就这样因病而消失了。

那现在父亲年龄大了，又因为得了癌症，这个是不治之症，总有一天父亲也会离开她。

她跟护士说："你知道我有多害怕吗？如果我的父亲离开我了，我就再也没有爸爸了，我在这个世界上就没有亲人了。"

我们看到的是她的攻击性，她的剑拔弩张，她的张牙舞爪，当我们有机会翻开她三番五次找刺儿行为的面纱之后，在这下面我们看到的是她深深的恐惧。当我们看到她深深的恐惧之后，我们就能够理解她的行为是怎么产生的，甚至会对那种行为产生怜惜。

我们在临床来做叙事护理这件事，就是我们不仅仅要看到行为，还要去解构那个行为背后所牵连出来的那些故事。

叙事护理 _014

李春：非常春天，非常叙事，大家早晨好。

昨天我们讲到的那个故事当中，护士运用了叙事治疗当中一个非常重要的技巧，那个技巧就叫作"命名"。

病人三番五次来找护士、找大夫这样一个行为，她不知道是什么，护士也不知道是什么。当让她去给那个状态、那种行为去命名的时候，她给它命名是"害怕"。

所以，那个状态就被清楚地勾勒出来，所有的那些行为，都是因为这个"害怕"引起的，至此那个状态就明确了。

叙事治疗的技巧是非常奇妙的，其中"命名"是外化技术中的第一个技巧。

现在，我就要来讲一下叙事治疗的历史。

叙事治疗实际上起源于家庭治疗，它是由澳大利亚的麦克·怀特和新西兰的大卫·艾普斯顿两个人联合创立的，也就是他们在做家庭治疗的过程当中，在做故事引喻的过程当中，创立了叙事治疗的这样一种治疗方法。

麦克·怀特在2008年1月成立了阿德莱德叙事治疗中心。大卫·艾普斯顿是新西兰奥克兰市家庭治疗中心的主任。

麦克·怀特出了四本著作，与大卫·艾普斯顿合作的《故事·知识·权利：叙事治疗的力量》，以及与艾丽斯·摩根合著的《说故事的魔力》《儿童与叙事治疗》，还有一本书就是总结了他20年工作经验的一个巅峰之作，叫作《叙事疗法实践地图》。

叙事治疗引入我国已经有10多年的历史了。叙事疗法在我国的发展是不太平衡的，它在台湾和香港发展比较早，在台湾是以彰化师范大学为代表，在香港是以浸会大学为代表。他们主要是在做研究的工作，有的是在做培训的工作。

在我国发展的10多年当中，分了三个阶段：

第一个阶段，我们叫作初步引入阶段，一般说的是2002年到2005年。

第二个阶段，叫作本地化和应用研究的阶段，是2006年到2008年。

第三个阶段，把它叫作理论创新和反思的阶段，就是2009年到现在。

大家实际上看到，就是很多在做叙事的人，都是在做研究性的工作，或者在大学里工作。

有一些机构在做培训的工作，但是真正把叙事治疗用在医院、用在临床、用在某一个团体中大规模地去推进的工作，我们还是首例，还没有人这样做过。

实际上，北京林业大学的李明老师，他是我国叙事治疗的奠基人，他写了一本书叫作《叙事心理治疗导论》，这也是他的博士毕业论文。

在我国叙事学界，活跃着的还有其他的老师，像台湾的吴熙娟老师，她主要是做沙龙，或者是做连续培训项目；还有台湾的周志建老师，他被称为是叙事王子；还有其他的一些培训老师。叙事治疗的培训往往会分阶进行，据说在上海的叙事培训已经做到第六阶。这个是相当花时间的，最重要的是相当花钱的。任何一个培训，三五天的培训基本上都需花费三五千元不等，所以我们是没有能力去花这么多的时间和金钱去做这样的培训的。

还有,就是清华大学的李焰老师,她也在做叙事治疗的培训和传播工作。

叙事护理 _015

李春:非常春天,非常叙事,大家早晨好。

我今天主要想介绍一下,叙事护理百天陪伴课程的基础。

因为,叙事疗法是翻译来的,不同的书,它在称谓上是不一样的,有的叫作"叙事治疗",有的叫作"叙事疗法"。

我来讲叙事护理的基础,参阅了以下资料:

由麦克·怀特所写的《叙事疗法实践地图》;

由马丁·佩恩所写的《叙事疗法》,马丁·佩恩是英国的职业咨询师;

还有一本书叫作《故事·知识·权利:叙事治疗的力量》,这是麦克·怀特与大卫·艾普斯顿合著的;

还有一本书叫作《叙事心理治疗导论》,这是由李明老师和杨广学老师两个人合写的;

再有一本书叫《集体叙事实践:以叙事的方式回应创伤》,这本书是由大卫·登伯勒写的,它是由冰舒老师翻译的。

另外,我还参加了吴熙娟老师"自我疗愈"的工作坊。

阅读了周志建老师的两本书,这个人被称为是台湾的叙事王子,他的两本书分别是《故事的疗愈力量》和《拥抱不完美》。

另外,我每周在门诊做心理咨询和心理治疗,也有几年的临床实践,同时也得益于我们医院一年来开展叙事护理的探索和实践。

还有,就是《幸福是尘埃里开出花朵》这本书的写作过程,其实也是一个自我梳理的过程。

通过这些书籍的阅读,临床经验的总结,以及书写的过程,我对叙事治疗有了更深一步的反思、总结和融合，所以才得以有这样的一套课程。

叙事护理的工作，是一个创造性的工作，虽前无古人，但是我希望后有来者。我希望这套课程能够分享给越来越多的人，让它变成可以复制的，而且是期待它被进一步完善。

因为，在叙事护理这个过程当中，我们确实看到了，护士与患者的关系、对工作的态度、与家人的关系、与朋友的关系、与自身关系发生了改变。看到了很多新的故事被建构出来，这也充分地体现了我们人生的意义、价值和快乐所在。

王小波在《红拂夜奔》中有一句话，他说："一个人只拥有此生此世是不够的，他还应该拥有诗意的世界。"

护理工作本来就是单调、枯燥、乏味、日复一日、年复一年地做重复性的工作。在叙事的理念引入到临床之后，让单调、乏味、枯燥、重复的工作体现出或者是渗透出不一样的意义，甚至渗透出一种美感和诗意，我感觉到这是非常美的一件事情。

那么要讲叙事护理的话，实际上我还是需要介绍一个叙事医学的概念，以免发生混淆。

2001年1月，美国的内科医生Rita Charon在《内科学年报》上发表了一篇文章，叫《叙事医学：形式、功能和伦理》，里面首次提出了叙事医学这样一个概念。同年10月，Charon又发表文章，正式发起了叙事医学的运动。

叙事医学指的是一种医疗的模式，在这样的模式当中，具有叙事能力的临床医生，通过吸收、解释、回应患者的故事和困扰，为患者提供一种充满尊重、共情和生机的医疗照顾。实际上就是提倡一种人文的关怀。

叙事护理 _016

李春：非常春天，非常叙事，大家早晨好。

在全程的授课当中，实际上我是融合了多个人的智慧，有很多人的贡献，这绝不是我个人能力所能做到的，我只是做了一个总结或者是融合的工作。

在全程的授课当中，我使用的都是一些真实发生的案例，在称呼上，我可能会叫患者，或者是来访者。

在护理临床当中的案例，我可能会称为患者。在咨询过程中的个案，我可能会称为来访者。

因为在叙事治疗的技术当中，很多时候的称谓是不一样的，但是在本次授课过程中，我就用了我认为方便的称呼。

另外，我在这里面说一下叙事治疗的适用人群。《叙事疗法》这本书的译者叫曾立芳，她是一个在台湾做叙事治疗的老师，她认为叙事治疗适合于助人工作者，适合于那些想提升生活质量的人，适合于那些想改善人际关系的人群。

实际上，她认为叙事治疗学习的过程，是一种自我修炼和自我提升的过程。

心理学界有一位前辈，他说过：一个人有多深，他的治疗就有多深。我真的是深深认同这句话。

有的心理学界的前辈说，你如果将治疗技术用在你的亲友身上，或者是周围的人身上，这是一大禁忌，但是叙事治疗是除外的。因为叙事有别于其他心理治疗的学派当中以专家为导向的风格。

心理治疗师会站在一个去中心化，但有影响力的位置，怀揣着好奇之心，通过聆听去帮助身处多元、复杂且在不断变化的当代世界中的人们，重新去建构生命故事，发掘对生活的渴望，并且找到自己面对生命处境的这样一个方式。

在临床护理当中，护士在临床中的角色，是不是可以去探索这个"去中心化，但是有影响力"呢？

我自己认为，护士这个群体学习叙事治疗是有迫切需要的。因为，我们跟人打交道，而且不仅与人的身体打交道，还要与人的心理和精神，或者称为心灵打交道。也就是说，我们的工作涉及身、心、灵三个层面。

所以，我觉得护士学习叙事治疗是非常迫切，也非常必要的。

它不仅仅是对患者有益，同时也有益于我们自身的修炼和水平的提升。

叙事护理 _017

李春：非常春天，非常叙事，大家早晨好。

我想有的朋友都着急了吧?

我都讲了好多天了，可是还没贴到叙事治疗技巧的边儿呢。的的确确，我还真的没有进入到叙事治疗技巧的那一部分。

但是在前面的故事当中，我们已经体现出叙事治疗的精神和理念。我们反反复复地来说，叙事治疗真的不是技巧的问题，技巧是不难学的，甚至可以说技巧是非常容易学会的。

但是，最重要的是，应该有叙事的精神和叙事的理念。否则，那些技巧拿来之后，也只是花架子。就像练武功，你只练花架子，它是不会发生作用的，它是没有力量的。

我们在前面用很大篇幅来讲一些理念，来讲一些所谓的态度，是为了在未来能够让我们的技巧更好地发挥作用。

正如我们经常说的，欲善其事先利其器，或者是磨刀不误砍柴工。

今天，我还是愿意再分享一个我小时候的故事。

我是在河北的小村子里长大的，那个村子里面有一棵大槐树，树上挂着一口钟。村子里有事的时候，人们会敲那口钟，把人召集在一起开会。

村子里有两个人是非常特殊的，一个人是住在我们村子里的蒋老师，那是小学里唯一的一位老师。

另外还有一个，是经常不住在我们小村子里的，那是一位大夫，他姓王，负责到几个村子定期去巡诊。他胖胖的，骑着自行车沿村去巡诊。

有两件事，在我小时候留下了深刻的印象。

一件事就是在清明节的时候，我父亲总会给他爷爷（我太爷爷）买点新茶，就是清明前的茶叶，包成两个纸包，拿草绳系起来。

然后太爷爷就会拉着我的手，站在那个大槐树下，等着王大夫来。胖胖的王大夫，骑着一辆除了铃铛不响，哪里都响的破自行车，摇摇晃晃地出现了。太爷爷把茶叶恭恭敬敬地送给这个王大夫。当然总免不了推托，但每次太爷爷都会把茶叶送到他的手上。

还有另外的一件事，就是端午节的时候，掀开锅，捡到的第一箬篓粽子就会交给我，让我把粽子端到我们村子里面那个蒋老师的房子里去。

在我很小的时候就留下了深刻印象，就是老师和医生是与村民不一样的人，他们是村子里非常特殊的人，他们是村民特别尊重和爱戴的人。

所以，在我的经验和生命当中，我就留下了一个印象，就是医生他不仅仅是跟患者之间拥有的是治疗与被治疗的关系，还有一种浓浓的情结。

学生和老师之间，也不仅仅是一种教与被教的关系，还有非常温暖感人的情谊，融入他们的关系当中。

在医生和老师与当事人互动的过程当中，不仅有实实在在的东西在体现，总感觉到还有非常柔软、细腻、温暖的东西在流动。

现在，这也恰恰是我们医疗界、教育界所缺少的东西，这是值得我们深入思考的一个问题。

叙事护理 _018

李春：非常春天，非常叙事，大家早晨好。

今天我还要继续聊一聊，作为护士，为什么要学习叙事治疗。

赵旭东老师是我们系统家庭治疗心理学界的一位大家。他曾经说过，学心理治疗的人，说来说去就是要学会怎么好好跟人说话；所谓好好说话，就是把别人当人看。

那是不是我们每个人，只要想把别人当人看，就一定能做得到呢？其实还真的不然。

台湾的蒋勋老师曾经说过一句话,他说:"只有活得像个人,我们才能看到美。"那推而广之就是,只有我们自己活得像个人,我们才能够有能力把别人当人看。

为什么在医疗界当中,经常会有医生、护士被打,会发生医疗暴力呢?

其实,我们看一看我们的教育和培训体系,就可以从中看出一点儿端倪。

大家都知道,在美国的撒拉纳克湖畔有一座特鲁多医生的墓,在他的墓碑上有一个墓志铭,墓志铭是这样写的:有时去治愈,常常去帮助,总是去安慰。这句话被医学界很多人公认为,它反映了医学的内涵和本质。

可是在我们的培训系统当中,我们大部分的精力和时间,都用于去研究、去培训如何治愈的问题,很少去做如何帮助人这样的培训,极少或者几乎没有去学习怎么去安慰患者。

在我们所有的护理教材当中,每一个疾病的后面,都会顺便提到心理护理的内容。但是基本上都是两三行那样的套话、空话。没有人真正教会护士如何去做心理护理的工作,所以护士不会做心理护理,这也是在情理之中的。

我们现在的教育和培训体系,更多关注的是疾病发生机制、药物、手术、规章制度、考试成绩、操作流程、操作程序、科研数据。

医院评审的标准关注的是数据、数量和成功,而更少或者是几乎没有关注到病人的情绪、情感、价值、意义、体验和感受等方面的东西。

所以我们看到的是,我们更多地关注的是,这些"硬"的东西的培训,而那些"软"的东西几乎是缺项的。

这就如同一个人,我们有骨骼,同时有肌肉和韧带,这软硬两部分是缺一不可的。如果你更多地关注骨骼的功能,而没有肌肉和韧带,这个人是会丧失功能的。

叙事护理 _019

李春:非常春天,非常叙事,大家早晨好。

台湾台大医院的柯文哲医生,是一个非常有名的外科医生。他熟练掌握叶克膜技术，在亚洲地区，甚至在全世界都享有盛誉。

叶克膜技术简称ECMO，也是一种体外心肺支持技术。这种技术可以反映一个医院，甚至一个地区急救水平的高低。

他说，一开始他们做这项技术的时候，规模比较小。在行医的过程当中，都战战兢兢，会多次反复去看病人。后来随着技术水平的提高，规模越做越大。他这样的一个大牌医生，进入到病房之后，他的助理、下级大夫就会把危重病人的片子、影像资料、一些数据、一些指标、一些客观的数据都拿给他。于是他就根据这些片子、数据、指标、图像等客观的数据来判断这个病人是一种什么样的状态，该如何进行治疗，该如何用药，以至于可以不去看病人。

后来在行医的过程当中，他就发现了一个奇怪的现象：有些人是同样的疾病，年龄也差不多，身体状态也差不多，可是有的人就活了，有的人就死了。

那么家属就问他说："这是什么原因呢？"

他说："我真的不知道这是什么原因。"

后来他自己也进行了反思，他说："在这种情况下，我们更多看到的是客观的数据，更少关注的是病人作为人的那一部分。"

于是他开始倡导，对于危重的病人进行人性化的护理和人性化的服务。

我不知道他是不是后来对生命产生了好奇，还是对技术产生了无奈。反正，他后来不做医生了，当了台北市的市长。

那我想可能是他想有更多的机会去探索人性，跟不同的人打交道，或许能够在更大的层面上去影响医疗系统，能够让更多的病人受益吧。这个我说不好。

但是我可以说，我们护士来学叙事治疗，不仅仅是要更多地去了解病人，主要还是要从自身出发，先了解自己，先了解我是从哪儿来的，我的人生故事是什么，我怎样在未来去书写我新的人生故事，等等。

现在我就要讲一讲叙事治疗的精神。

叙事治疗，首先，它真的是一种态度，是一种用尊重、谦卑、好奇的态度去面对生命。

那什么叫尊重、谦卑和好奇呢？

有的人对好奇是比较好奇的。其实这个好奇不是说我对你有很多的疑问,我对你有很多的怀疑,不是这样。好奇就是说,我对于我面对的这个生命,他的来龙去脉,他的行为,他的情感,他为什么会有这样的行为和这样的情感产生了好奇。这种好奇是因为他是独一无二的,所以我才要去贴近他,我才要去解构他。

另外,叙事治疗它强调的不是技术,而是态度。

在叙事治疗当中,有一段非常有名的话:只有生命才能进入生命,只有灵魂才能与灵魂交流。

在学叙事治疗的过程当中,包括我们在做临床的过程当中,不是以改变个案为目的的,而是强调了对个案生命的了解与感动。

在临床中,让我们能够坐下来,抽出几分钟的时间,去陪伴那个生命,去了解那个生命,了解那个生命背后的故事。所以,在临床当中,就是更多地去强调对患者生命的了解和感动。

叙事护理 _020

李春:非常春天,非常叙事,大家早晨好。

今天我们要讲叙事治疗的核心理念。

在很多书上讲的都不完全一样,我只讲五点:

第一点,人不等于问题,问题才是问题。

第二点,每个人都是自己问题的专家。

第三点,每个人都是有资源和能力的。

第四点,每个人都是自己生命的作者。

第五点,问题不会百分之百地操纵人。

那么我们把它置换一下,置换成叙事护理的核心理念,也是五条,下面我要逐条解释一下。

第一点，人不等于疾病，疾病才是疾病。

比方说，有一个小女孩，她考了39分，她回到家里，然后妈妈就问她说："你怎么还那么开心地去吃饭啊？你怎么还那么开心地去吃红烧鱼？你只考了39分。"

这个女孩就很有叙事的头脑，她就跟妈妈说："哎呀，那个39分正在门外面跪着呢，吃饭的是你的宝贝女儿。"

也就是说，那个糟糕的分数是那个糟糕的分数，我是我。糟糕的分数是问题，我是你女儿，我是一个面对考了糟糕分数的一个人，而不是那个烂分数。

再比方说，一个癌症患者，那么癌症是问题，患者不是问题。这个患者是一个面对癌症的人，或者说他是面对患癌症过程的一个人。

所以我们说，人不等于疾病，疾病才是疾病。

第二点，就是每个人都是自己疾病的专家。

这一点尤其是在临床护理当中体现得特别独特。

比方说，同样一个人，在不同的时间得的是同一种病，他的感受不一样。

假如在病房里面，不同的人得的是同一种病，当我们去做宣教的时候，说不要紧啊，没关系，你看某人跟你得的是一样的病，他手术就很成功，他的治疗方案跟你是一样的，他现在恢复得就特别好。

有时候，病人的感觉非常不好，他心里会说：他是他，我是我。"我的病"跟"别人的病"都是不一样的。"我的病"它有自身的规律，有自身用药的规律，然后它有独特的缓解方式，我有我自己独特的应对策略，我怎么能跟他是一样的呢？

所以说，每一个人都是自己疾病的专家，每个人面对疾病，哪怕是相同的疾病，采取的策略都是不一样的。

第三点，就是每个人都有资源和能力。

这一点其实我们都是可以理解的，尤其是我们成年人，我们有行为能力，我们有选择的能力。

我仅仅举一个婴儿的例子。一个3个月的婴儿，他需要抽血做检查，那就需要空腹。在等待抽血过程当中，孩子就会很饿，他就会哭。他哭了3次之后，再不给他喂水，不给他喂奶，他就变得安静了，就不哭了。为什么？他靠直觉，他需要保存体力，需要不再哭，不再折腾，来保存生命的力量。所以，那个直觉就是他生命的资源和能力。

第四点，就是每个人都是自己生命的作者。

其实这一点也很好理解。比方说，当一个人面对疾病的时候，他是内科治疗还是外科治疗，他是手术还是不手术，手术采用哪些方式，术后如何康复以及康复到什么程度，其实这些都是患者可以做出选择的。那么这些选择，每时每刻的选择，就构成了他自己的生命故事，或者就构成了他的人生。

第五点，就是疾病不会百分之百地操纵人。

这一点还是举癌症的例子吧，比方说死亡、疾病，这些可能是患者无法抗拒，也无法改变的。但是，我强调的是，确确实实疾病也不会百分之百地操纵人，因为至少我们还可以选择面对疾病、面对死亡的态度。

也就是说我们的态度，我们还是可以自行进行选择的。

叙事护理 _021

李春：非常春天，非常叙事，大家早晨好。

有的朋友就问：叙事难学吗？

其实真的不难学，因为我们每天都在讲述着老故事，并建构出新的故事。叙事其实是我们日常生活的一部分，我们只是无意识地在建构和叙说。

如果我们能够抽离出去，去思考如何建构我们的故事，可能我们的行为就会不一样，也就是我们用哲学的观点来看待自己生命的时候，可能我们就会有意识地去建构生命，这个其实也是我们学叙事的一个原因。

大家都知道周国平老师，他是研究哲学的。那么，周国平老师就说，我们既要在生活之中，又要高于生活。似乎我们在行动的过程当中，有另外一个自己抽离出去，去关注着这个行动中的自己，那个时候我们可能就对自己的故事，从一个哲学的高度，或者从另外一个高度来审视，我们就可能会有意识地来建构自己的生命。

下面我说一下叙事的特征。大家都知道钻石,钻石是一个多面体,当你面对它的时候,你可能看到的是一个面或者两个面,你不会同时看到全部的面。所以,我们强调,叙事就是每一个人的故事,它具有多面性。

当一个来访者,或者是一个病人,他来到你面前的时候,或者是你跟他面对面的时候,可能呈现的故事,是一个单一的故事,它并没有不对,只是它不全面而已。

我特别愿意分享亚当斯和胡柏两个人合写的一本书,叫作《四季变化的自然》。他们写的是1975年至1976年,整整一年当中每个季节的变化,他们是用两种不同的方式,描写了乡间随着季节而产生的景物的变化。

一种是用科学的方式来描写的,包含了气候,地球绕行太阳轨道公转而带来的温度的变化,土壤的化学变化,植物生长的生化观点,鸟类的交配和迁徙,等等。

另一种描述方式,是以情感的方式来进行叙说的,包括秋季狂野的朦胧之美,夜幕星空下溪畔的报春花,远方杜鹃的啼叫声。

对一个相同的季节,其实无论是科学的描述,还是情感的描述,每一种描述都是真实的,但是却有截然不同的论述和感受。那么,正是因为这两种不同的论述,它结合在一起,才能够让我们对这个季节有一个更加全面的了解。这两种描述的结合,就丰富整个故事的面貌。其实,从原则上来讲,没有任何一种描述,可以涵盖故事的全貌。

那么,我们学叙事,实际上是想从一个更加情感的方式去了解人。现代的心理学,相当于是一个科学的方式,后现代心理学是一个更加情感的方式。

请大家在头脑中,去想一想我们以前学过的一个公式,即 $(a+b)^2 = a^2+b^2+2ab$,这是一个科学的概念。

但是,我们看右面的图,用另一种方式来叙事。这是一种情感的方式,或者是图像的方式,用一种完全不同的方式来看这个公式。这两种方式描述的是一回事,但方式不同。

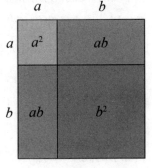

$(a+b)^2 = a^2+b^2+2ab$

在临床，我们既可以用科学的方式对待病人，比如数据、检验结果、检查报告等。我们也可以用情感的方式对待病人、对待生命，比如叙事。

叙事护理 _022

李春：非常春天，非常叙事，大家早晨好。

下面，我就给大家展示一张图片。

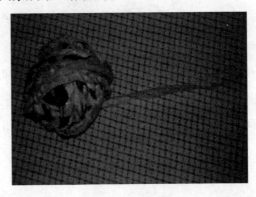

在图片上大家看到的是一团绳子。我们假设，首先展现在我们面前的，是一段浅紫色的蕾丝。如果我们不往上看，我们看到的只有这一段蕾丝。

那就如同一个来访者，他来到我们面前，或者是一个患者来到我们的面前，可能我们看到的，只是他表面的一部分，就如同这段浅紫色蕾丝一样。

那么，我们顺着这一段线往上看，看他的生命故事，原来往上走，可能还有深藕荷色的蕾丝，和浅紫色的蕾丝是纠缠在一起的。

再往上会发现有黄色的蕾丝，跟这两种不同颜色的蕾丝编织在一起。

再往上，不同的阶段，你还会发现原来有红色的蕾丝、蓝色的蕾丝，它们分别以不同的方式交叉、缠绕、编织在一起。

再往上头，你会发现，原来在他的生命里面，还会有粉色的蕾丝出现，还会有咖啡色的蕾丝。在他3岁的时候，还有一段黑色的蕾丝出现，那么我们就看到了他生命的整个过程，看到了这些事件的来龙去脉，看到了它们是以什么样的方式编织、纠缠在一起，以及那些事件的发生，是如何影响到今天他对自己的认知，他对事情的看法，和他所采取的行动。

这个过程就叫作打开包装，或者也叫解构。

在叙事当中，我们管这个过程叫作"打开绳索"；还有一个比喻，就叫"打开包装"，其实道理是一样的。

那就相当于说，在一个盒子里面，有各种各样的宝藏，可能珍藏着一个人的很多不为人知的故事和经历。我们就是要打开那个宝盒，从里面拿出重要的事件来看一看；或者是我们去探索现在我们看到的那些事件，它是怎么形成的。

也许，我们在宝盒里面，会发现珍珠，会发现灰尘，会发现木块，会发现不同的东西。

但是，无论如何，这些东西都构成了来访者和患者的生命故事。

我们在打开包装，或打开宝盒的过程当中，最重要的是去发现那些闪闪发光的钻石、珍珠，那些重要的事件，或者是那些意义不同的事件，这就是一个探索的过程。

叙事护理 _023

李春：非常春天，非常叙事，大家早晨好。

下面我讲一个在咨询室中发生的故事。

有一个12岁的男孩子，他叫虎子，他是因为头疼，休学半年来门诊做咨询的，他的母亲带着他前来就诊。然后，母亲描述了家庭中的那种状态。

不过，大家也可以试想一下，一个12岁的男孩儿，在家不上学已经半年了，家里简直天都要塌了，他的父母之间不断地进行争吵，家里的气氛，如果在不争吵的时候就如同冰窖一般。

那个男孩子到咨询室之后一直站着，我想让他描述一下他的状态，他一直是沉默不语，就在这样的对峙当中，大概过了10分钟，我一直在等待—沉默—等待—微笑这样的过程当中。

大概过了有10多分钟，然后我跟他讲："虎子，你希望头疼离开你吗？"

他突然间就跟我说："我想啊。"

然后，他就坐在了沙发上面。

我问他："如果头疼会说话，你觉得它会说什么？"

他说："它会说我特别孤独。"

那我就问他："这孤独是怎么来的？来了有多久了？"

虎子告诉我说："它已经来了有3年了，从自己开始身体发胖，那个孤独就来了。"

然后，我就问他："如何让那个孤独可以离你远一些？"

他说："那我就是要减肥啊。"

我说："那你是怎么看待肥胖这件事的？"

他说："肥胖当然是不好的了，你知道没有人喜欢肥胖。尤其是到了我们这样的年龄，已经上初二了，肥胖就意味着你交不到女朋友，不会有女孩子喜欢你。你太胖了，你将来身材不好，你就找不着好工作，你找不着好工作，又没有女孩喜欢你，意味着你未来的人生就很悲惨。既然你人生会很悲惨，那你还去上学干吗？"

那我就问他："这个肥胖到你身边大概已经有3年的时间了，那你是怎么跟这个肥胖相处的呢？"

他说："我当然是希望它快点儿走了，我经常会不吃晚饭，我不吃晚饭已经三个月了，而且我'效率'特别低。"

我说："什么低？"

他说："学习效率低。"

然后接着他就跟我说，他不吃晚饭，他学习效率特别低。

后来我们就发现，虎子连续三个月不吃晚饭的情况下，还在坚持学习，虽然他没去上学，可是他在坚持学习，他到时候去参加考试，他的成绩还算可以。

我就问他："你看，我们很多人都希望自己减肥，可是就是控制不住嘴，控制不住自己的食欲和欲望。我认为一个能管住嘴的人，没有什么事儿干不了。一个能跟自己的食欲做抗争的人，那还有什么事情做不成呢？"

我说："你能够三个月不吃晚饭，而且还能在这样饿着肚子的状态下去坚持学习，你是怎么做到的？"

然后，他就开始讲，他其实是挺有毅力的。他从小就开始面对这样的一种状态，而且他能够管住自己的嘴，还能够坚持，他就是苦于找不着合适的方法来减肥。

后来，我们通过对话探索出，减肥实际上不是一朝一夕可以解决的，是需要一个长期的过程。

后来他就探索出，可以买一个跑步机，放在家里面，每天去上学，回家后，按时写作业，跑步一个小时，坚持半年之后就会见到成效。

他问我说："你觉得我妈妈愿意给我买跑步机吗？我们家房子那么小。"

然后我就问他："你觉得你妈妈，愿意选择一个继续休学在家，不去上学的孩子？还是愿意花钱买跑步机，而她的孩子每天去上学，每天回来写作业，每天回来健身一个小时？你觉得你妈妈会选哪个？"

他说："那我妈妈当然会选买跑步机。"小虎子就跟着妈妈回家了。

一周以后，妈妈又来到我们的咨询室跟我们说："我们用了半年的时间，想尽了各种各样的办法，让他去上学，他都没去。你们是跟他说了什么？你用了什么招儿让他去上学的？"

我们用的这个方法，就是叙事治疗的方法。

叙事护理 _024

李春：非常春天，非常叙事，大家早晨好。

从虎子的故事里面，我们看到使用叙事治疗的方法是有效果的。但是真正在讲叙事治疗的技术之前，我还想讲三个重要的概念。

一个是主线故事，一个是例外事件，还有一个是支线故事。

什么叫主线故事？就是主要呈现的那个故事。

比方说虎子的故事，那他的主线故事，是一个不幸的、糟糕的这样一个背景。比方说，"我头疼，我就不能上学；我减肥减不了，我就很无望"，就是他的主线。

那么，什么叫例外事件呢？当然很多书上叫作特殊意义事件，在我们这个讲课过程中，我们就叫例外事件。

这个例外事件，就是与主线故事不一样的事件，这些事件往往是特别细小的、细微的、一闪而过的，如果你不留意，你可能根本就不会注意到的一些事件。

比方说像虎子，他六个月一直在家，他确实休学，没去上学，这是他的主旋律。在这六个月当中，他有三个月不吃晚饭，而且他坚持学习。这些确确实实是存在的。但是它并没有影响到他的主旋律，他的主旋律仍然是休学。那么，把目光都关注在他休学的这样一个主旋律上。这两个事件，就是不吃晚饭、坚持学习这两件事，就是在这个主旋律当中不一样的东西，我们把这个叫作例外事件。

第三个，叫支线故事。什么叫支线故事？就是我们把这些个例外事件串联起来，形成的那个故事，那就形成了另外一个故事链，这个故事就跟原来的主线故事的旋律不一样了，这个故事就叫作支线故事。

我们大家都知道三测单，就是我们的体温单。举个例子来说，那个病人来的时候，他的体温单上有一条蓝色的、粗的一条线，这条线就是他的主线故事，这是一个不幸的、糟糕的、倒霉的、无望的、悲伤的故事，他的主旋律就是这样子的。比方说就像《二泉映月》那样悲催的一个旋律。

在这个体温单上，还有很多点，我们能找到那些点（每一个例外事件就是一个点），实际那些点原来就存在，我们把它连成一条线，这个线就是一条红色的、比较细的线，这条线就是一个一个的例外事件串联起来的，这个故事就叫作支线故事。

这个支线故事虽然弱，但是，它的确是真实存在的。

那么，画出来的这个支线故事，就跟原来的那个旋律不一样。它的旋律就变成了是幸运的、有望的、有力量的、有能力的。它的旋律，可能就像《彩云追月》一样。

所以，在讲叙事技术之前，我们一定要明确这三个概念，就是主线故事、例外事件和支线故事。

叙事护理 _025

李春：非常春天，非常叙事，大家早晨好。

下面，我们就介绍第四部分，也就是叙事治疗的技术。

我们会讲五大技术：外化、解构、改写、外部见证人和治疗文件。

下面我们先讲第一个技术，就叫作外化。

老子曾经说过一句话，叫作"物名之而成"。也就是说，如果对一个浑沌、模糊的状态，你不给它起名字，你就不知道是什么。你一旦给它命名了，你就知道那个东西的存在了，或者说那个东西的轮廓就清楚了。

其实外化，也就是给那个东西（问题）命名。

比方说，来访者或者患者来了，他经常会有一种模糊的、说不清楚的状态，我们就会说，你给这个东西命个名吧。

那么，命名实际上是把问题跟这个人脱离开来，我们把这个功能就叫作外化，或者是把这种技术就叫作外化。

那么，外化对患者的作用来说，就是使这个问题具体化了，能够让这个患者，把目光聚焦在他的疾病或者他的问题上，能够明确这个问题的状态，或者是疾病的状态，能够增加患者对这个疾病的掌控感。

那么，这样就可以看到，我们临床做诊断的这个过程，实际上就是给他的问题命名的过程。所以，无论病人还是家属都特别重视诊断，大家知道这个诊断一出来，虽然有时候可能是癌症，或者是怎样不太好的诊断，他觉得很悲催，但是他立刻就获得了一种掌控感，他就踏实了，然后他的内心就变得安宁了。那么，我们说在等待诊断这个过程当中，实际上他要面对不确定感，不确定感会造成很深的恐惧。

我举个例子，有个小孩儿在看电视，电视上在播一个恐怖片，上面有木乃伊，跳来跳去，这个小孩儿就跟他的爸爸讲："爸爸，我好害怕。"

他爸爸跟他说："那有什么可怕的，那个东西是假的。"虽然那个东西是假的，但是爸爸这句话并没有让孩子的恐惧感降低或消失。孩子虽然知道了那东西是假的，但是他的恐惧感是仍然存在的。

孩子的妈妈可能就学过叙事，她就把孩子搂在怀里，跟孩子说："孩子，没关系，那个东西叫作木乃伊。"孩子一旦获得了这个东西的名字，他立刻就变得安宁了，他知道那个东西叫木乃伊，于是他的恐惧感就消失了。

另外，我们大家都有这样一种经历，就是小时候我们会给别人起外号。尤其是特别不喜欢的人，你的班主任、你的某一个老师、一个非常非常不好的老师，你给他起一个外号，或者起一个很不好听的外号。然后，很多同学在一起的时候，就会悄悄地用那个外号去称呼那个老师。那么，在称呼的过程中，你就获得了一种快感，似乎你用喊他外号的形式，增加了你对这个人的掌控感，这个就是外化的作用。

叙事护理 _026

李春：非常春天，非常叙事，大家早晨好。

外化不仅对患者是有作用的，它对护士也是有作用的。

它能够让护士把关注点从病转移到病人，最后转移到那个活生生的人身上。也就是说，她不仅能够看到那个病，她把这个病分离出去的时候，她更多地会看到那个人，关注到人的故事，关注到人生活的状态，去关注到这个人是如何面对疾病的。

那么，当她知道面前的这个人是面对困难和疾病的这样一个人的时候，她就会成为他的合作者，去帮助这个人共同来面对疾病。

在这里要讲的是外化的技术，是一个逐渐变化的过程，它不是一成不变的。它随着病情的进展，随着心理治疗的进展，患者存在的问题会有改变，也就是它外化的名称会变。

所以，如果他在描述的过程中，名称不断地变化，这个是不足为奇的。

在临床当中，病人的困境也是一个渐进的过程，它也不是恒定不变的。

比方说，在2014年的时候，我们对全院123位患者及其家属进行了访谈。曾经访谈过一个骨科的病人，他是一个平素健康状态非常好，能帮着自己的女儿带孩子的这样一位男士，然后突然间就发生了车祸，骨折了。

他讲自己的病程状态时，说他自己的关注点不停地在变化。一开始，车祸发生之后，他最受不了的就是疼，后来术后疼痛过去了，他看见邻床的病人自己吃饭，他就觉得如果自己能吃饭该多好。最后，自己能吃饭了，他就觉得自己能下地该多好。自己能下地了之后，那他的需要或者关注的点，就变成了自己能够上厕所多好。接下来，目标变成了要能走路多好。能走路之后他又想，未来如果能恢复到不瘸该多好。

所以，我们看到他需求的过程是逐渐在改变，或者逐渐在提升的这样一个过程。

在心理治疗过程当中，病人外化的名称或者是内容，也会不断地变化，这不足为奇。

外化有四个步骤，在麦克·怀特的外化图示当中，他把外化分为以下四个步骤：

第一个步骤，是问题命名。

第二个步骤，是询问影响。

第三个步骤，是评估影响。

第四个步骤，是论证评估。

如下图所示：

论证评估						
评估影响						
询问影响						
问题命名						
	10	20	30	40	50	60

外化对话图示

叙事护理 _027

李春: 非常春天, 非常叙事, 大家早晨好。

下面我们来说外化四个步骤的第一个步骤, 就是问题命名。

(1) 我们会让来访者去详细地描述一下他面临的这些难题, 或者是让他给自己模糊不清的那个状态打一个比方, 或者是让他给这种状态赋予一个名词。

(2) 就是要去了解这个问题在来访者生命中发展的过程, 它是什么时候来的? 它有什么样变化? 什么时候强? 什么时候弱?

(3) 要跟来访者商量出一个贴近他体验的名称, 最好是一个名词。

第二个步骤, 就是我们要去询问这个问题的影响。

(1) 问题对于来访者的哪些方面有什么样的影响? 哪个方面的影响大, 哪个方面的影响小?

(2) 我们可以问一下, 如果那个问题是一个人, 他有自己的想法和语言, 他是要把来访者的生活带到什么地方去? 他是以什么样的形式带着你去那个地方? 他是气势汹汹的, 还是慢慢悠悠的? 他是充满爱心的, 还是充满恶意的?

(3) 就是要问来访者生命中哪些人、事、物对问题是有利的? 哪些人、事、物对问题是不利的? 或者说哪些因素增强了问题的力量? 哪些因素会削弱问题的力量?

第三个步骤, 就是要去评估影响了。

评估影响是什么意思? 就是你去评估一下那个影响它到底是好的, 还是不好的; 是正向的, 还是负向的。

了解了问题对于来访者生活的影响之后, 可以邀请来访者做一个判断。这些影响或者是这些改变, 是不是他自己想要的? 这些影响是好的, 坏的, 还是不好不坏的?

通过这个阶段, 可以帮助来访者做一个选择。通常在外化之前, 来访者会觉得自己没选择, 受制于问题, 他的生命当中就充满了他无法选择的、命中注定的这样的悲催。当你外化之后, 你就让他看到他原来是可以有选择的。

第四个步骤, 就是论证评估, 实际上这就是"为什么"的问题。

就是在上一个步骤, 你不是评估了影响是好是坏, 或者不好不坏吗?

那么, 现在我们就要问你, 你为什么觉得它是好是坏, 或者不好不坏? 那么, 在这个阶段, 要请来访者说明自己对影响的评估。如果问题对他的生活影响是好的, 那就要了解为什么是好的, 好在哪儿。如果是坏的, 就要去了解它坏在哪儿, 它坏在哪些地方阻碍了来访者或者患者愿望的达成和愿望的实现。如果是一半好, 一半坏, 那你就问他, 哪一半儿好, 哪一半儿坏, 为什么那一半儿好, 那一半儿坏?

通过我们问"为什么"的问题, 我们就可以问出他真正在乎的东西, 甚至我们可以问出他的价值观是什么。

叙事护理 _028

李春: 非常春天, 非常叙事, 大家早晨好。

下面我给大家讲一个案例, 通过案例我们来分析外化的那四个阶段。

讲一个小明的故事, 假设这个故事的主角是小明。

小明, 23岁, 一个男生, 因为没有自信, 对生活不满意, 睡眠不好来就诊。

他是家里的独生子, 现在没有工作, 他喜欢的女朋友, 人家家长不同意, 他觉得活着没意思。

那就问他说, 你有什么想跟我聊一聊的?

然后他就把前面的这些都重复了一遍, 他说他没工作, 又睡不着觉, 生活没自信, 也不满意, 睡觉又不好, 活着没意思。

我说, 那你描述一下你现在的生活, 是什么样的一个状态? 如果让你描述的话, 你会怎么说, 你总结一下。

他说, 那就叫作浑浑噩噩, 游手好闲。

我说, 这种浑浑噩噩, 游手好闲的状态, 对你和你的家人有什么样的影响吗?

他说: "我妈无所谓吧, 觉得我开心就行了。但我父亲觉得挺丢脸的, 他觉得我应该找个工作, 最起码应该自己养活自己。

"我看上的那个女孩子, 人家父母不同意。如果我要是那家父母, 我也不同意。因为我连个工作都没有。"

那我就问他, 你喜欢这样的生活吗?

他说: "不喜欢。"

我说, 为什么不喜欢?

他说: "我总不能就这样生活下去吧?"

我说, 如果你这样生活下去会怎么样?

他说: "那不就越来越糟了? 我父亲、母亲就会被人看不起, 自己一事无成, 喜欢的女孩就没了, 那这一辈子不就完了吗。"

我说, 你既然不喜欢这样的生活, 那你能不能告诉我, 你为什么不喜欢这样的生活? 如果这就是你的宿命, 你怎么看?

他说: "这怎么能是我的宿命呢? 这种状态不会总维持吧? 一个男人, 什么都不干, 待在家里吃闲饭, 游手好闲, 这肯定不是我想要的。一个男人总得干点儿事啊。"

我就问他, 你觉得一个男人总要干点儿事, 为什么对你来说那么重要?

他说: "那我就是觉得一个男人必须得干点儿事。"

我说，你能不能举个例子，或者讲个故事，让我能更好地了解一个男人要干点儿事。

然后，他就开始讲故事了，他讲了三个主要的故事。

第一个，就是他在小的时候下围棋。放学了之后就下围棋，跟周围所有的人下，无论老少，下着下着就下不过他了。一开始他不会，后来慢慢地，他把村里所有人都打败了。后来参加整个市里的少年组围棋比赛，获得了冠军。

第二个，他所在的小学没学过英语课，他升了初中之后，别的同学都学过英语，只有他没学过，他第一次考试只考了11分，他就觉得特别不服气。后来老师给他补了两个月的课，英语考试他就在班里考了第一名。初中毕业的时候，他的英语成绩差3分满分。

第三个，后来，他没上大学，然后参加了工作，给别人开车开了一年。在开车这个过程当中，他开车的那个单位有操场，没事的时候，他围着操场跑圈儿，别人跑上两三圈就不跑了，他可以一直跑，跑一个下午，跑满100圈。

那我就问他，通过这三件事，你认为你自己是个什么样的人？

他思考了一会儿说，脑子还够用吧，有点儿愣劲儿，可能还有点悟性，想干的事儿，能干成。

那我就理解了，为什么一个男人要干点事。我问他，一个男人总得干点儿事，那到底是什么样的事呢？是大事、小事，还是不大不小的事？

他就给我讲，以前跟他在流水线上一起工作的一个同学，干装修成功了，有了自己的公司，以前就是跟着自己一块儿在流水线打工，赚零钱那样的同学。

我说，那你的意思是说，男人要干点儿事，就是要干这样的事情对吗？

他说对，可以养家糊口，可以长期做，是自己喜欢的，又能赚钱，又能养家，这才叫干点儿事。

我就说了，那你的意思是说男人要干点儿事，一定要干自己喜欢的，又能赚钱的，可以长期从事的事业，是这个意思吗？

他说，是。

我问他，你喜欢什么，有什么特长？

他说，他喜欢学英语，喜欢汽车装饰。

我说，喜欢汽车装饰，你干过吗？

他说，没有，以前给老板开车，自己花钱把车装饰得特别好，老板特别高兴，自己又特别实在。

我说，那你怎么能够把汽车装饰这样一个工作变成自己未来的事业？怎么把那个喜欢做的事过渡到成为自己的事业呢？

他说："我必须得参加一个这样的培训，但是培训需要花钱，我又不想跟我父母要钱。"

我说，那就意味着你必须得攒够一定数量的钱，才能参加培训啦？

他说："是！所以过完正月十五，我就去找工作，找一份临时可以养活自己的工作是没问题的，先干一年，边干边参加学习培训，大概我觉得一年以后就行。"

我说，找工作那么容易吗？如果人家老板问你，你怎么觉得你能够胜任这个工作呢？

他说："我有工作经验，我开过车，我不笨，有很多东西一学就会，我不能保证比别人做得好，但我肯定不会比别人差。另外，我不会很快跳槽，我准备干一年，我还有一股子愣劲儿，想做的东西一般都能学会。找一份儿临时养活自己的工作绝对没问题。以前只是嫌工作不好，不想干罢了。以前就是高不成低不就。"

我说，那你的打算是什么？

他说，过了正月十五就找工作，无论什么工作先干着再说。

结果，春节之后的第一次咨询，也就是在正月十五之前，他已经告诉我找到了一份工作，那是一份房地产销售的工作。

叙事护理 _029

李春：非常春天，非常叙事，大家早晨好。

这个故事比较长，大家可以慢慢消化，估计可以用两天的时间来消化。

那么，我们从这个故事里面，可以分解一下，就是小明外化对话图示。

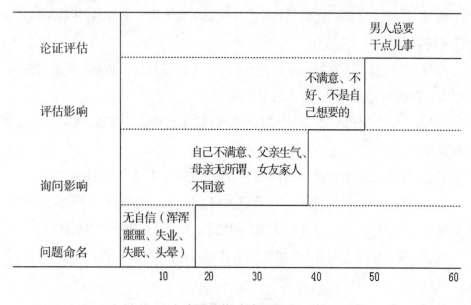

小明外化对话图示

我们首先看它的第一步，就是问题命名。

来访者给自己这个问题的命名叫作无自信。

其实，他是把浑浑噩噩、失业、失眠、头晕，所有这些东西都归结到一起，叫作没有自信。

那么我们询问他这个问题的影响是什么？他说自己不满意，父亲生气，母亲倒无所谓了，但是女朋友家不同意。

后来我们就让他去评估这个影响，觉得这个影响好还是不好？

他说，他是不满意的，认为不好，这不是自己想要的。

后来我就问他，为什么这个不好，为什么不是你想要的？

他说，那当然了，他总结出来的那个"为什么"就是，男人总要干点儿事。

所以，这个外化对话用图表示就分为问题命名、询问影响、评估影响、论证评估这四个步骤，就是这样一个进展的过程。

叙事护理 _030

李春: 非常春天, 非常叙事, 大家早晨好。

今天我们要讲一下解构。

先说解构的假设, 就是我们会认为来访者的生命故事, 要比他平时讲的主线故事要丰富得多。问题故事往往受到未经察觉的社会价值、观念、假设所影响。这就使得人们受限于用无意义的方式来说明这个事件, 并衡量它的价值。

人们常常相信, 他们的问题来源于自身的一些特性, 或自身的缺陷。所以, 他们不会考量社会、经济、文化、政治对其生命中那个问题所产生的影响。探寻上述观点的这个过程, 我们就称为解构。

实际上, 探索问题故事和例外故事的来龙去脉的过程就叫作解构, 这是我自己的一个定义。

就如同我们打开一团绳子一样, 首先你要观察, 那个绳子的绳结是什么样的结构, 它是怎么盘绕的, 它怎么纠结在一起, 然后怎么样才可以打开。

对于问题故事, 那就是要去了解它的主题, 它的人物情节, 把这个故事还原到它原来发生的背景当中去看。

因而, 有的人就把解构叫作去倾听那些原来没有说出的声音。

好, 我们就拿讲过的案例来说。比方说小虎子的故事, 他的孤独来源于肥胖。

那么, 肥胖为什么会是他的一个困扰呢? 这个是有社会文化意义的。在他的头脑当中, 他的小伙伴们, 认为肥胖代表着笨, 代表着脑子反应特别慢, 将来找不到好工作, 没有女孩子喜欢, 以后长大了人们会以貌取人, 这是一个以貌取人的社会。所以, 肥胖的人未来的人生就非常悲催。这就是社会文化给他的肥胖下的一个定义。

另外，我们来讲一讲小明的故事。

小明的故事，他谈到了男人总该干点儿事吧！那我们就探索说，男人干点儿事这样的观念是怎么来的？

他讲了两点。比方说他讲到，他小的时候，他的父亲是家里唯一上班的人，是家里的顶梁柱，父亲在养家糊口。所以，从小他父亲的这个形象，就是一个男人的形象，男人就应该像父亲这样，工作、养家糊口、顶天立地。

后来，他又讲了自己这个朋友的故事。他高中毕业以后，没去上大学，然后跟他的一个朋友到一个流水线当操作工。两年之后，这个朋友就回家开了自己的装饰公司。现在已经成家了，有了自己的孩子，也是一个人在经营着公司，在养活着一个家庭，这个就是养家糊口，这才是男人所做的事情，这才像个男人样。

那么，探索这些概念的过程，或者探索这些想法的过程，以及探索这个问题根源的过程，就称为解构。

叙事护理 _031

李春：非常春天，非常叙事，大家早晨好。

我们今天还要继续说解构的问题。

实际上，任何一个问题，或者任何一个问题故事，我们叙事治疗认为，并不是由于来访者本人的一些品质，或者是本人的内在缺陷决定的，而是具有社会文化的意义，也就是说问题是由社会造成的，问题是由文化造成的，问题是由他所处的环境造成的。

比方说举一个例子，一个男人，他带着一种怕疼的羞耻感，来到治疗师的面前。那么我们就要去探索那个羞耻感是怎么来的。

我们探索回去就知道，在他的这个群体里面，在他的这个家族当中，有这样的一个文化认同，那就是"男人不能怕疼"，而且男人疼了也不能讲，你要忍着。

可是，对于他来说，在他人生当中从小就怕疼。在他记事儿的时候，他就是一个怕疼的男孩子，在这样成长的过程当中，因为怕疼，周围的人就都知道，周围人就会给他下一个定义，说他是"胆小鬼"。

他就背着"胆小鬼"这样的一个称谓，慢慢地长大。

而"男人不能怕疼"这个概念，已经内化到他的心里面；他自己是一个"胆小鬼"的认同，也已经内化到他的心里面。

随着他的成长，他越来越大，他就需要在社会上承担责任，有一些场景他可能就无法忍受，就会深深地触动到他那个羞耻感的提升。

当他自己不能耐受那个羞耻感，不能耐受别人或者他自己认为自己是"胆小鬼"的这种状态的时候，这就成了他的问题，他就带着这样的问题来到咨询室。

那么，我们作为治疗师来说，我们不是橡皮，他来了之后直接针对他的羞耻感，把他的羞耻感擦掉。那一定要探索到他的羞耻感是怎么来的？那是由于他的文化认同是"男人不能怕疼"。

要解决他的这个羞耻感的问题，就一定要触碰到这个问题给他造成这样的羞耻感的根源。另外，我们一定要解决他的自我认同，就是"我是胆小鬼"的这样一个自我认同，要去撼动他这个自我认同。把他这个"我是胆小鬼"自我认同，转化成"我不是胆小鬼"，或者说"男人也可以怕疼"这样的一个认同，他的羞耻感才会消失。

所以，我们会说解构的过程，实际上是一个文化变革的过程。解构的这个过程，一定会触碰到人的自我认同。

叙事护理 _032

李春：非常春天，非常叙事，大家早晨好。

今天我们还要继续来聊一聊解构的问题。

通常有这样一句话: 什么是规矩? 所有的规矩都是用来被打破的。

实际上, 解构恰恰可以跟打破规矩画等号。

试想我们一个人生下来, 就像一张白纸一样。随着我们的成长, 家庭、学校、社会就会在我们这张白纸上写下很多规矩。

在与人互动的成长过程当中, 我们遵守这些规矩的程度, 就会让别人有一个评价, 我们自己对自身也会有一个评价, 这就会形成一种自我的概念, 即我到底是一个什么样的人。然后, 这样的一个自我概念, 就会内化到我们的头脑当中去, 形成一种自我认同。

下面举个例子。

大家都知道, 大多数孩子在成长过程当中, 我们都会形成一个这样的概念, 就是只要你学习成绩好就行了, 其他的什么都不用干。学习成绩是天底下最重要的事情。

有一个男孩子, 他恰恰是只有学习不好, 其他方面都特别好, 他体育非常棒, 绘画也很好, 还特别会做饭, 特别会关心人, 他的胆子还挺大。

可是, 恰恰在这样的一个社会氛围里面, 因为他学习成绩不好, 或者说学习成绩是最重要的, 人们往往只看到了他学习成绩不好的那一部分。

他自己和别人都会给他一个评价, 因为他学习不好, 所以他不是一个好孩子。那么, "我不是一个好孩子" 这样的一个评价, 就会形成他的一个自我概念, 然后慢慢地形成 "我不是一个好孩子" 的自我认同, 就内化到他的头脑当中去。

实际上, 解构的过程就是要去探索他的自我认同与社会文化的一种关系。

我们要去探索那个自我认同跟那些规矩有什么关系, 然后去打破那些规矩。

当他认识到, 原来学习成绩好不是必须的, 它也不是天底下最重要的事情, 当他可以重新看待、重新解释那些规矩的时候, 他的自我认同自然就可以重建。

实际上, 有人管这个解构叫作内化的概念被外化出来, 这就是解构的过程。或者说, 我们去外化那些已经内化了的概念, 这个过程就叫作解构。

叙事护理 _033

李春: 非常春天, 非常叙事, 大家早晨好。

今天我们要讲另外一个重要的技术, 叫作改写。

首先请看 "小明改写对话图示"。

认同蓝图

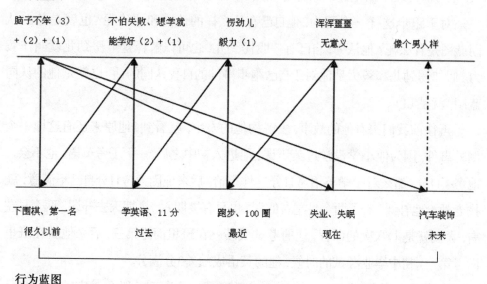

脑子不笨（3）+（2）+（1）	不怕失败、想学就能学好（2）+（1）	愣劲儿毅力（1）	浑浑噩噩无意义	像个男人样
下围棋、第一名	学英语、11分	跑步、100圈	失业、失眠	汽车装饰
很久以前	过去	最近	现在	未来

行为蓝图

小明改写对话图示

在讲改写之前, 我要解释两个概念, 大家看图的上面, 有四个字叫 "认同蓝图", 在下面有一行叫 "行为蓝图"。

什么叫认同蓝图? 实际上它就是一种意向性的理解, 是对这个对象的富有价值或意义的理解, 或者叫内在性的理解, 或者是他的认识, 在成长过程中得到的对自身的认知。

什么叫行为蓝图? 实际上就是事件、环境、结果、时间和情节。

说得更直白一点儿, 行为蓝图就是人的行为, 行为层面的东西。认同蓝图就是对这个行为所产生的看法, 怎么去评价这个行为。

那我们来看改写的具体过程。

比方说，还是小明的例子。请大家看图上"现在"的那个点。

现在，他在自己的这个点上，他自己是失业的、失眠的、活着没意思的、没有自信的。那么，这是他现在的一些行为，或者称为行为蓝图。

针对这个行为，他自己的认同是什么？我们要往上看对应的那个认同蓝图，他认为自己是浑浑噩噩的，活着没意思。

接下来，我们就往前倒，大家看，我们跨越到过去，我们往前看，他最近发生的例外事件就是跑步。他参加工作了，跟别人去跑圈儿，别人跑两三圈就败下阵去，他可以持续不断地跑满100圈。跑步是他的行为蓝图。

对于跑步这样一个行为，他自己有什么样的认同和评价呢？也就是他的认同蓝图是什么呢？他认为，自己有一股愣劲儿，也可以解释这个愣劲儿就叫作毅力。假如愣劲儿和毅力是他对于自己跑步事件的自我认同的话，也就是他的认同蓝图，就是（1）。

再往前我们去看他的故事，去解构他的人生，就看到，他原来还有这样一个例外事件，因为他小学没学过英语课，他进入初中之后，一下子考英语，他不会，他考了11分，那么对于学英语考11分这件事情，后来他因为考11分自己不满意，就找老师给他补课。补了两个月左右的课，也只有星期六、星期天去补课。两个月左右，大概就是七八次的课程，他的考试成绩就在班里面排第三，后来他就在班里面考第一。初中毕业考试的时候，他的英语成绩差3分满分。

大家看学英语这是一个行为，或者这是一个行动，那么对应的他对自己的认同是什么呢？我们看对应的那个认同蓝图，他对自己的评价是通过学英语这件事情，他产生了"我不怕失败，我想学的东西，我就能学好"这样一个认同。

假如这个认同是（2），我们看他带着（1），然后带着（2），我们再往前去倒他的人生故事。

然后发现还有一个下围棋这样的事情。他从小就看周围的那些老爷爷，或者是叔叔、大爷在村子里下围棋。因为他特别小，有时候人家哄着他玩儿，就同他下一盘。结果下着下着，那些人就下不过他了。后来，他就参加了一个市级的比赛，获得了第一名。

那么我们看下围棋这件事情，他产生的认同是什么？就是"我脑子不笨，可能我在某些方面有点悟性"。你看，他现在就产生了认同（3），就是脑子不笨。

那么我们现在看看，他在脑中形成的认同就是：我有点愣劲儿，我还有毅力，我也不怕失败，我想就能学好，我脑子又不笨，那就是认同（1）+（2）+（3）。然后再把这些自我认同迁移到现在，如何面对现在的这种现状，就是我失业，我没有工作的这个现状。

那他就说了："其实也没什么，现在这种东西都是暂时的，找一个养家糊口的工作，对我来说还是不难的，我只是嫌那个工作不好而已。"

那么，我们再带着他的（1）+（2）+（3）的自我认同，再迁移到他的未来。

他说："我未来是要干汽车装饰的。那么，我没有做过汽车装饰，那我就必须要经过培训，我才能干这样的工作。

"我找到这样一份暂时先养活我的工作，然后挣钱、攒钱去参加培训，我在一年之后，就可以做汽车装饰这样一件事情。"

大家看，如果他做了汽车装饰这样一件事情之后，他会对自己产生另外的一个认同。那个认同就是什么？大家看虚线上这个，这是未来发生的事情，那就是像个男人样。

大家看，他现在的主线故事是失业、失眠、没有自信、活得没意义。通过我们去解构他的过去，然后把过去的那些例外事件产生的自我认同迁移到现在，同时我们可以再迁移到未来，这个过程就叫作改写。

大家看，他来的时候，他的主线故事是失业的、失眠的、没有自信的、活得毫无意义的。

那么我们看，我们探索到他的三个例外事件，就是跑步、学英语、下围棋这三个例外事件。我们把这三个例外事件串起来，就产生了一个支线故事。这个支线故事就是：我有愣劲儿，我有毅力，我不怕失败，我想学好就能学好，我脑子又不笨。然后，把这个支线故事串起来，就变得越来越强，越来越有力量，然后把它迁移到现在和未来，就把这个支线故事变成他的主线故事，这就叫作改写。

叙事护理 _034

李春: 非常春天, 非常叙事, 大家早晨好。

我们讲到改写, 这在叙事治疗技巧当中, 应该是最重要的一个部分。

为什么? 因为我们从主线故事过渡到支线故事, 这样的一个过程当中, 我们期待改写的发生。改写就是我们访谈或咨询的目的, 这是需要努力催发的部分。如果没有改写, 前面的外化和解构实际上是没有意义的。

今天, 我还要再重申一下, 认同蓝图和行动蓝图两者的不同。

我们先说行为蓝图, 就是你所做的这个事, 或者你所面对的这个处境。

认同蓝图就是你对你所做的事情或者所面对的处境, 而引发的自我评价。

当我们再看改写对话图示的时候, 我们就会发现, 它有几个特点:

第一个特点, 它是一个穿梭的行为, 它不断地穿梭在行为蓝图和认同蓝图之间, 进行来来回回的探索。穿梭是改写的一大特点。

第二个特点, 改写的过程, 它是长时间的过程, 是一个曲折的过程, 我们真的不可能一步到位。所以它是长时间的、漫长的、曲折的过程。

第三个特点, 就是迁移。如果没有迁移, 解构就没有意义, 外化也就没有意义。

我们一定要在解构的过程当中, 把它所产生的自我认同, 或是认同蓝图, 迁移到现在, 再迁移到未来, 这才能发生改写; 否则它是无效的、无用的, 改写不会发生。

下面再介绍两个概念。

第一个概念是脚手架。麦克·怀特, 他曾经把改写叫作脚手架。大家知道, 盖楼房的时候, 外面的脚手架是一层一层搭起来的。

第二个概念就是楼梯。楼梯就是一层一层地爬上去, 或者一层一层地爬下来。

那么，在这个叙事治疗的过程当中，曾经对改写有过这样的描述，就说改写它是脚手架，或者是楼梯。无论是脚手架还是楼梯，都是一步一步，循序渐进的。大家知道有这样的概念就可以了。

叙事护理 _035

李春：非常春天，非常叙事，大家早晨好。

今天我们还要继续来谈一谈改写。

实际上我们已经看到了，所谓的这些改写技术，都是在运用高度的、积极的、好奇的和有耐心的问话，借助于这些精巧的问话，让来访者或者患者背后的动机得到凸显。

这个是改写技术当中非常重要的东西。

麦克·怀特在讲改写的时候，他讲到一个技术，叫作重塑对话技术。

那么，重塑对话，我们首先要讲重塑什么。

第一，他是要重塑自我认同。

第二，人们的自我认同，或者人们对自己的看法，是过去和现在正在经历的人、事、物，共同影响的一个结果。

通过重塑对话，我们可以看到有不同的可能性，那么在治疗的过程中，就可以重塑自我认同。

第三点，消极的自我认同会被积极的自我认同所取代。

在这里，我们想提到，故事当中一定会有人、事、物三者的影响，然后才会影响到人们的自我认同。

我们有的时候会讲到，你生命中有重要他人。其实，这个重要他人，有时候我们会把它归结到重要的人、事、物三点。人和事不用讲，这个物，有时候可能是一个玩偶，可能是一个礼物，可能是一本书，可能是外祖母去世的时候留下的一枚戒指，也可能是前男友送的一条围巾，送的一副手套、一个帽子等，或者是一封信。有时候探索物的关系也是非常有趣的。

那么，我们在重塑对话技术当中，强调它有两个部分。它是通过提问实现的。

第一部分，就是要求来访者，重新描述生活中重要人物对自己生活的贡献，让来访者透过重要人物的眼睛，来看他自己。然后，看一看这个关系是如何塑造的。

第二部分，就是鼓励来访者重塑自己对那个重要人物的生活所做的贡献。鼓励来访者细致描述这种关系，如何塑造了或者可能塑造了这种关系，重要人物对自己是一个什么样的人，以及对自己为什么这样活着的理解。

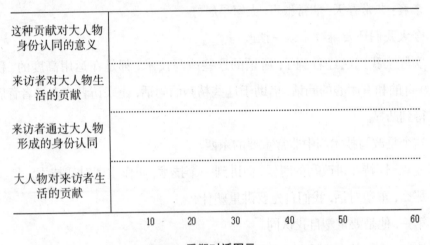

重塑对话图示

在讲重塑对话技术这个过程当中，实际上麦克·怀特强调了两点：

第一，就是贡献是双向的。

第二，Say hello again，叫"再说你好"。

叙事护理 _036

李春：非常春天，非常叙事，大家早晨好。

今天我们来讲一讲，贡献是双向的这样一个概念。

我还是通过案例,具体来分享。

先讲一个小故事。李强31岁,父亲去世,母亲健在,她在家排行第三,上面有一哥一姐。幼年家贫,父母无力供她上学。她考上了县重点中学,而且是考了全区第一,有的同学就问她:"虽然你考上了县重点,但是你能上得起吗?"

后来,由哥哥、姐姐供她上学。当时,非常困难,所以她也很懂事,选择了两年的大专。

心里一直有自卑的这种情结,不愿意跟别人交往。

以前有工作,曾经在饭店后厨帮忙。生孩子之后,全职在家照顾孩子,丈夫是个体职业者。

她主诉就是缺乏自信,希望能够根除自卑的这样一个毛病。

那我就问她,如果你拥有了自信,你的生活会跟现在有什么不一样?

李强说:"第一我交友方面就会发生变化,我的朋友就多了,我不害怕参与人多的场合。我现在就是不敢见人,总觉得自己跟别人不一样。

"第二点,我要是有了自信,我们家物质生活方面会好一点儿吧?会有更稳定和更体面的工作,我沟通能力强了,销售能力就会提高,这样的话,我就能自己开个网店。"

我就问她,我挺好奇的,考初中那会儿你才12岁,12岁的你,怎么能够在那样一个贫困的状态里,紧紧地抓住改变自己命运的唯一机会,去好好读书的?即使那样,希望也很渺茫。因为你知道,你即使考了全区第一,但有可能你仍然不能上学。在希望那么渺茫的状态之下,你还能抓住那个渺茫的希望好好读书,而且考了全区第一,你是怎么做到的?

她说:"当时我们上五年级的时候就合校了,每个学校15个人,大家都不熟,所以基本上就是全心全意地去学习,上课认真听讲,专心地写作业。而且,我们班主任对我特别好,然后就考了全区第一。当时,老师特别高兴,班上学生看我的眼神儿都变了,心里觉得特别自豪。"

那我就问她,你猜猜学校的老师看你们老师的眼神儿变了没?

她说变了,老师可神气了,学校里老表扬他。

我问,你考了全区第一这件事儿,给老师带来了什么样的变化?这些变化对他有什么样的影响?

李强说:"我们老师成了有学生考全区第一这样的老师,他就扬名立万了,这下他就成名了,这个成名给他带来了荣誉,被尊重,也带来一些经济利益,学校奖励了他。"

我接着问,这种经历对老师如何看待自己有什么样的影响?这样的老师,他带给他未来的学生会有什么不一样的东西?

李强沉默了一会儿,说:"他可能会认为自己的的确确是一个特别棒的老师吧!他会更加用心地教课,在教课的过程当中,可能会投入更多的情感,他可能会更加爱护学生。他后来的学生,可能因为这样的情况而受益。我们都知道,一个老师对学生的态度不一样,那个学生会变得不一样。"

她又说:"说不定啊,有的同学会因为老师的态度,改变了一生的命运。"

她突然间就震惊了!她说:"天啊,我从来都没有想过这些,我居然还会对老师的命运和后来学生的命运产生影响。"

好,本节我们就讲到这儿,下一节继续讲述这个故事。

叙事护理 _037

李春:非常春天,非常叙事,大家早晨好。

我们接着讲上一节那个故事。

我就问她,那个12岁的李强,通过自己的努力,考了全区第一,改变了自己的命运。同时,也改变了老师和后来学生的命运。现在再让你看看那个12岁的自己,你对12岁的自己会有什么样的评价?

她说:"那可真不简单啊,我可真不简单,我还挺有影响力的呢。"

我又问她,12岁的那个李强,通过自己努力考了全区第一,换来了一种好的感觉,那个时候让自卑更远了,还是更近了?

她说,让自卑变远了。

我就问她，你有了31年和自卑做抗争的经验，那我们看一看，自卑给你带来了什么与众不同的礼物和品质。

李强思考了一会儿，说："给了我改变命运的愿望、勇气和能力。"

她说："我老公他们家的物质条件就比我们家条件好，所以他就不是特别上进。"

我又问她，你通过努力改变了自己的命运，从父母亲那种周而复始的循环的命运你能跳出来，那么，你现在又想从一个家庭主妇的环境里，跨越到另外一个新的环境里，想去自己开网店，想拥有自己的一份事业。你也拥有改变的愿望、勇气和能力，那你现在最缺的是什么？

她说："我最缺经验，我不缺能力，我觉得自己真的不缺能力。"

我说，那你就讲几个故事，让我看到你对自己能力的这种判断。

她就讲了几个故事。她说："比方说我办户口，我们是农村人考上学以后，把户口从农村就办到了学校，就迁移到学校，毕业之后，我就想把这个户口迁回农村，因为牵扯到要分房子的问题，我可以分很多楼房。"

她说："我就背着孩子去找派出所，他们就敷衍推诿我，让我找这里，找那里，找了一圈又一圈。到了最后，我就不害怕，我到处找，最后我的户口就终于落回村子里了。"

她说："我是村子里第一个把城镇户口又落回农村的人，还真的挺厉害的。

"第二件事，我炒股。一开始我也不会，我就学，我就自己慢慢地鼓捣，慢慢地琢磨，我投入了5000块钱赚了3000，然后我就退出了。

"第三个，炒基金，我也不会，还是自己鼓捣，慢慢琢磨，也赚了些钱。"

我说通过这些事情，你对自己有一个什么样的评价？

她说："我还是一个愿意尝试新事物的人啊。"

那我就问她，你列举了好几件事，你自己不会，但是通过自己的尝试和努力，就取得了成功。你从中得到什么样的经验？

她说："只要我付出行动，只要我迈出腿，我就能成功。"

那设想一年以后，你的网店开得非常成功，非常忙，生意越做越好，你有了稳定的事业，那时候你内心里会有什么样的感觉？自卑离你更远了，还是更近了？

她说:"当然就远了。但是我特别想消灭它。"

我就跟她说:"我可不是橡皮,你的生命故事也不是铅笔写的字,我想擦就能把它擦掉。"

我说,这些是你的生命故事,它是不可改变的。自卑也是很宝贵的,它给了你改变的愿望、勇气和能力,这是你说的。所以它也不仅仅具有消极的作用,它还有积极的意义。

它不仅让你改变了自己的命运,考了全区第一,也让你改变了老师的命运,给老师创造了一个奇迹,让他拥有了一个考全区第一的学生。

这个自卑可能会远离你,但它可能不会完全消失,它可能藏在一个角落里,随时都听你召唤。

你觉得它像个什么? 你给它打个比方。

李强就沉思了一会儿。她说:"我觉得它像个打气筒,在我需要的时候,它就给我打气。它平时就放在门背后,在我需要它的时候,我就拿出来,它就给我打气。"

我后来问她,那你现在愿意把这个打气筒扔掉吗?

李强说:"不,我不想。可是,我从来没有这么想过这个问题,今天跟您的这个聊天给了我很多很多的启发。"

叙事护理 _038

李春:非常春天,非常叙事,大家早晨好。

我们今天仍然就前两节的案例,来分享一下贡献是双向的这样一个概念。

比方说这个李强开始的时候,她只说这个老师是她生命中的一个非常重要的人物。因为老师对她特别好,所以她特别努力地去学习,让她考到了全区第一这样一个好成绩。

那她身上一定有很多的优点或者是特长,如果是这个来访者我们就不需要探索。如果是其他的来访者或者是病人,我们可能会这样问他,你身上有什么样的特质,值得让你的老师能够对你特别好?或者是老师为什么会对你特别好?你身上有什么样的特质,让老师能够这么好地对待你?或者值得这么好地来对待你?

这就能够探索到他自身的优点、长处及与别人不同的地方。

今天,我重点想说的就是她通过考第一这件事情,她对老师的生活,对老师的自我认同产生的影响是什么?平时我们根本不会注意到这一点。

李强通过探索,她说:"原来我考第一这件事情,对老师造成的影响就是,他成了一个有考全区第一的学生这样一个老师,那他的命运就改变了,以前他就是一个普普通通的老师。

"让他产生自我认同的变化,就是我原来是个普通的老师,现在我是一个特别棒的老师,我有一个学生考了全区第一,我是这样一个好老师。

"让他产生说我是一个非常棒的老师这样一个自我认同之后,他可能会更加努力,更加用心。"

特别她提到了:"可能他会投入更多的感情,来对待他的学生。如果一个老师能够投入更多的感情,更多的爱,来面对他未来的学生的时候,他可能因此会改变未来学生的命运。

"也就是看到了我考全区第一这件事,不仅仅对老师的命运产生了影响,同时也影响到未来可能很多素不相识的人。"

这个时候,考全区第一这件事情,就产生了更为深远的价值和意义。

也就是让她看到了自己对于老师和未来的同学的一种贡献。

让她对自己这样的一个行为,产生出一种不一样的认同。或者是让她对自我的认同进行了重塑。

叙事护理 _039

李春:非常春天,非常叙事,大家早晨好。

大家请看下面这个重塑对话图示,实际上重塑对话是分了两大部分。

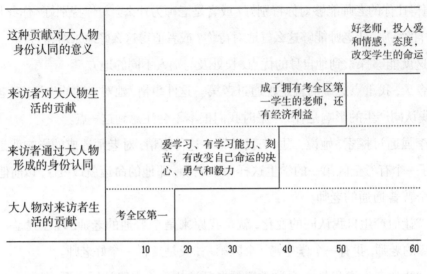

李强重塑对话图示

大家看图上最下面的两层,就是大人物对来访者生活的贡献。然后再往上面一层,是来访者通过大人物形成的身份认同。

这个指的是什么? 就是大人物贡献的那一部分。

第二个部分,再看看我们来访者或当事人对于大人物的贡献。又分了两层,就是要探索来访者对于大人物生活的贡献。然后去看看,这种贡献对大人物对自己的身份认同所产生的影响和意义。

拿李强这个个案来分析,我们看到,这个大人物对来访者生活产生的贡献就是,对她特别好,让她考了全区第一。

来访者通过大人物所形成的这个身份认同,就是我爱学习,有学习的能力,然后刻苦,有改变自己命运的决心、勇气和能力。

我们再往上看,就是来访者对于大人物生活的贡献是,让这个老师成了拥有考全区第一学生的老师。而且给他带来了经济利益,让别人看他的眼光都变了。

那么我们再上升到一个层次,就是这种贡献对于大人物的身份认同产生的意义是什么?

就是他会认为自己是个好老师,他会投入更多的情感和爱,他会引发态度的改变,而且还会改变未来学生的命运。

当来访者能够看到，不仅仅老师对自己有贡献，自己对老师和未来的学生命运都有贡献的时候，她的自我认同就会发生变化。

在这里，我们说不仅仅贡献是双向的，还要强调，其实症状它也是双向的，它的意义也是双向的，就是它既有正面积极的意义，也有负面消极的意义。在平常，我们只会看到症状的负面消极的意义。

比方说，这个来访者看到的，就是自卑给她的生活所带来的负面的、消极的意义，就是让她走不出家门，让她不敢跟人打交道，让她不敢去开网店等这些负面消极的东西。

但是，我们在探索的过程当中，我们也看到了自卑，也给她带来了积极、正向的东西，那就是给了她改变自己命运的决心、勇气和能力。

一开始，她是想把这个自卑根除掉的，后来她就说这个东西还是挺好的，它像一个打气筒一样，她就把它放在门后，把它珍藏在那儿，需要的时候把它拿出来。

这里面其实有一个点，需要大家注意，就是有一些东西，特别是不好的东西，我们往往想把它根除。但是，它的的确确是有价值和有意义的，它有正向的作用。

所以，我们来探索的是，不是如何根除它，而是如何跟它保持合适的、适当的距离，就是如何处理好来访者与这个问题的关系。

叙事护理 _040

李春：非常春天，非常叙事，大家早晨好。

今天，我还是想来讲一讲症状的双向意义。

比方说有一个小女孩儿，21岁，她在上大学。她从3岁的时候，就特别害怕黑夜，怕鬼神，怕那些传说中的鬼啊、神啊来伤害她。

以至于到现在，她都21岁了，都上大学了，仍然不敢自己独自睡觉，必须跟爸爸妈妈一起睡。或者是必须在有人陪伴的情况下,才能入睡。

这种情况就非常困扰她。她晚上如果是单独睡的话,就会开着灯,一晚上盯着窗户,或者盯着门,盯着挂着的衣服,就会战战兢兢,直到困得没办法的时候,就是非睡不可的时候,就一头睡下去。

她认为害怕这件事情,对她的生命造成了深深的影响,以至于她必须把它根除掉,否则她就再也无法正常生活了。

后来,在咨询的过程当中,我们了解到,她是医学院的学生。随着咨询的进展,我们了解到,其实她自己说:"我现在这样的状态,我既特别适合当医生,又特别不适合当医生。特别不适合当医生,是因为我天天会面临生老病死,这个就是负面的消息,我对负面的消息非常恐惧,我天天会处在惊恐当中。"

我就好奇地说,你怎么又说自己特别适合当医生呢?那你讲一讲自己特别适合当医生的那个部分吧。

然后她就讲:"我因为经历了常年的恐惧、害怕这样的折磨,我就更加有能力,或者是我更能够理解病人和家属的那份恐惧。"

我说,你能够理解病人和家属的这种恐惧和害怕的能力,会让你跟其他的医生有什么不一样?

她说:"我会更加具有同情心,更加具有同理心,我会更加地爱他们。"

那么我就问她,一个能够更关爱病人,更爱病人,更具有同理心的医生,他会跟其他医生有什么不一样?

她说:"那其他的医生,可能只会关注疾病,关注手术,关注治疗。我除了关注疾病,关注手术,关注治疗之外,还会关注到病人的心理层面,关注到他精神的层面。"

我说,那这两类医生最大的不一样是什么?

她说:"实际上有时候人躯体疾病的痛苦,的确是痛苦,但是这种痛苦还不是最大的痛苦,人的心理、精神和灵魂上的痛苦才是更大的痛苦。"

我说,那如果你成为了一个不仅能够关注技术、关注手术、关注治疗、关注躯体上的痛苦,同时又能够关注病人身体、心理和精神上痛苦的医生,那你会怎么评价自己?

当问到这儿的时候,这个孩子已经泪流满面了,她盯着沙盘里她摆放的那个代表害怕和恐惧的大猩猩一样的怪物,看了很久、很久。

她说:"突然间我好喜欢它啊! 我以前老想把它消除掉,可是,现在我看到它丑丑的这种状态,我居然就这么喜欢它。"

叙事护理 _041

李春: 非常春天, 非常叙事, 大家早晨好。

今天我们还是要来聊一聊症状的双向意义。

比方说疾病,那疾病是不是只有负向、消极的意义? 它是不是也会产生出积极、正向的价值和意义呢?

这是我们需要在临床护理的过程中,去陪伴病人积极探索的东西。不要只看到这个疾病带来负面的影响,或者是从我们的内心里认为疾病只是负面的影响。

我要讲一个小故事。

曾经有这样一个病人,她住在骨科,身体是多处骨折,从楼上跳下来的,这应该是一个很痛苦的状态。但就是这个病人,她在很痛苦的过程当中,她是有一丝愉悦和快乐的。

为什么? 那你去陪着她,你去跟她聊,就会发现她快乐的原因,是因为她的老公,终于因为她跳楼骨折这件事情,而不会再跟她提离婚这件事情了。

在她的生命里面,她认为,骨折这件事情带来的伤害,要远远小于离婚所带来的伤害。

所以,我们会去重新认识和评估,这个骨折在她生命当中,不仅仅是负向的东西,它也是有正向的价值和意义的。

其他科的疾病,比方说内科的、消化科的、心内科的、神经内科的,我们都可以去陪着病人，探索这个疾病给他们本人所带来的积极的、正向的价值和意义。

有时候，会极力地去排斥一个负向的东西。比方说小女孩极力地排斥那个恐惧，想把那个恐惧和害怕整个儿地移除掉、消灭掉。

当她看到原来这个恐惧是人生的一大礼物，它不仅仅在过去保护自己，让自己更安全，还是送给自己未来人生的一个不寻常的大礼物，会让她成为一个与其他医生不一样的所谓的大医生，所谓的一个能够医治身心两个层面的这样一个好医生的时候，她就会发现，这个恐惧和害怕，实际上是一个好东西。用她的话说就是："我要把它揣在口袋里带回家。"

她不再是排除它、消灭它的一个心态，而是跟这个恐惧和害怕保持一种适当的关系，或者是保持一种适当的距离。

甚至有时候，当我们看到了我们原来排斥的东西带来的价值和意义的时候，那个症状就会消失。

叙事护理 _042

李春：非常春天，非常叙事，大家早晨好。

下面我再讲一个故事。

有一个27岁的女士，到咨询室里来，她是因为一种抑郁状态来的。看到她的时候，你就会觉得这个人很萎靡，很瘦弱，面色很苍白。

她本来是做老师的，现在就在家里面什么都不能做，对孩子过度地关注，害怕孩子生病，然后自己每天病恹恹地就躺在床上，又拒绝吃药。

后来，我就与她探索：这个抑郁的状态，给你带来了很多很多不好的东西，那它给你带来什么好处没有？

这个病人就觉得很不高兴，说："这个病怎么还可能给我带来好处呢？我特别讨厌这个病，我才来治病的，它怎么还能给我带来好处呢？"

我说那就再思索一下，当你病的过程当中，你们家人对你的态度，或者周围人对你的态度有什么变化没有?

她仔细想了想,就说:"有啊! 如果我是健康的,我就需要干家务,我就需要去讲课,我就需要接送孩子,打扫卫生,诸如此类的,然后我老公就常年不回家。

"如果我病了,他就会到点儿准时回家,给孩子做饭,照顾孩子,接送孩子。

"尤其是当我躺在床上起不来的时候,他就会端茶倒水,他就会对我特别关注。"

那我们就看到了,这个症状或疾病,它也是有价值和意义的。它一定有正向的作用和价值。

当这个抑郁的女士,她听到、看到她的疾病给她带来的价值和意义的时候,我们就会探索说,她其实是很享受这一部分的,就是很享受老公能够到点儿准时回家,照顾家庭,照顾孩子,做饭,对她特别关爱。

那她就通过探索这个症状的价值和意义,看到了自己内心真正期待的东西。

那么我们以后,可能就通过一些方式来引导她,如何用正确的方式,来获得老公的关注、顾家、照顾孩子这些她期待的东西,而不是通过隔山隔水的用生病的方式换来她想要的东西。

其实她也意识到,她生病初期,她老公回去睡,对她有积极的态度,渴望跟她亲近,去照顾她。可是到了后期,她病得太久了,老病恹恹的,3年之后,她老公跟她的距离就越来越远了,甚至跟她之间就是一种疏远、疏离的态度。就是我能不跟你说话,我都不跟你说话;我能不跟你面对,我都不跟你面对的那种状态。

其实她生病的确是在短期之内换来了她想要的东西。长期的结果反而是换来了与她期待的相反的东西,就是跟她丈夫的疏离。她本意是想换来丈夫跟她的亲近和顾家。

当她看到了这些东西的时候,她就会去探索正确的路径、正确的方式,来解决她的问题。

叙事护理 _043

李春：非常春天，非常趣事，大家早晨好。

今天我们仍然要探索一下对双向贡献的一个重新思考。

在临床中，我们往往认为我们护士护理病人、照顾病人，促进他们康复，我们在陪伴、亲近、见证、贴近患者的过程中，我们对他们的贡献，是非常大的，是非常重要的，我们是奉献者。

那我们认为的这个奉献，当然是奉献，当然是贡献。

反过来，我们如果有对双向贡献的重新思考，我们就会去想，在治疗和护理病人的这个过程中，病人带给我们的是什么？为我们的生命带来了哪些影响？这种影响如何改变了我们的一生？

如果我们的护士和医生能够带着这样的思考去面对困境，比方说门诊病人特别多，一天早晨要看100个患者这种状态的时候，我们可能会重新去思考：这种状态，给我人生的历练是什么？让我拥有了什么样的能力？让我成为一个怎么不一样的医生？

或者是当我们面对那些特别危重的病人，特别难缠的家属，特别不好处理的状态的时候，我们要看那种状态，给我们的生命带来的是什么样的不同，会让我们产生什么样的能力，产生什么样的应对策略，而这种能力和策略，带给我们什么不一样的地方。

去年，在做叙事护理的过程当中，我们呼吸科的护士竟然主动到患者家里去做家访。

那是一个癌症的患者和家庭，我们当时就问她，为什么能够在没有任何要求、任何强制的状态下，去做这个家访？那个护士所说的话就深深触动了我们。

她说："因为我在跟病人打交道的这个过程当中，那个病人身上所迸发出来的对他生命的热爱，他的那种顽强、他的那种热心、他的那种快乐，深深地感染了我。

"在跟他相处的过程中，他教会我的，要远远大于我给予他的。所以，我对患者特别尊重。

"我去家访时，真的是自愿的，这个并不是谁强迫我做的。"

所以，当我们能够重新看待我们与患者之间这种双向贡献的关系的时候，我们可能跟患者之间的关系也会变得不一样。

叙事护理 _044

李春：非常春天，非常叙事，大家早晨好。

今天我们要谈一个大家可能不太愿意谈论的话题，就是我们的医疗和护理工作，所带给病人的贡献，真的就一定是贡献吗？

或者说，我们在实施治疗和护理的过程当中，我们所给予患者的，就真的是只有正向的、积极的意义吗？它们有没有负向、消极的意义？

其实在很多文章当中，或者很多人已经关注过这一点，那就是治疗带来的伤害。

关于治疗带来的伤害，我们从两个方面来讲。

一个就是治疗本身会带来伤害，还有一个就是治疗者带来的伤害。

有时候，治疗和治疗者带来的伤害，会比疾病本身带来的伤害更为严重。

我先说一下治疗本身的伤害。这里我还是愿意讲一本书，叫作《超越死亡——恩宠与勇气》，是由肯·威尔伯写的。

这本书中所记载的，是他的妻子崔雅的故事。就是他的妻子患乳腺癌之后，经历治疗和离世的全部过程。

让我们看看崔雅的这个故事，崔雅知道自己得了乳腺癌之后，就做了一侧乳腺的切除术，手术给她带来的是女性身份的丧失。

后来她又选择了化疗，当然这个选择就是要趋利避害，选择了这个化疗之后，就发现她的生理期结束了，也就是她不再来月经了。

对于一个刚刚结婚不久，然后又期待当母亲的这样一位女性，给她造成的影响就是，她做母亲愿望的丧失。

后来，随着这个化疗药物的应用，导致了她阴道干涩，无法进行正常的性生活，这就强化了她前面那个部分，就是女性身份的丧失。

她已经失去了一侧乳房，现在她又不能去进行正常的性生活的时候，更加强化了她女性身份的丧失。

屋漏偏逢连阴雨。在经历了上面两个事件之后，她又突然间意外地怀孕了。

可是大家都知道，化疗时意外怀孕的结果是，她根本无法保留这个孩子，那么，她只能做流产。

而这个流产手术，导致了她母亲身份的丧失。

那不仅仅是愿望的丧失，而且导致她母亲身份的永久性丧失，她以后永远不能再怀孕，永远不能做母亲了。

所以，我们看到，在崔雅治疗的过程当中，当然她选择手术，选择化疗，都没有错；或者医生给她做手术，给她用化疗药物，这本身也没错。

但是，如果我们能够把我们的关注点，不仅仅是放在治疗、化疗的选择上，而从另外一个方面看到手术和化疗给患者带来的影响的时候，可能我们内在的视野会不一样。

我们的行为、态度可能会发生变化。

叙事护理 _045

李春：非常春天，非常叙事，大家早晨好。

今天我要讲第二个部分，就是治疗者本身带来的伤害。

有一本书叫作《追逐日光》，它的作者是尤金·奥凯利。

尤金·奥凯利，也因为这本书，被树立成一个楷模，他成了自己死亡的CEO，他掌管了自己死亡的过程。

尤金·奥凯利在生前是美国毕马威会计事务所的CEO，在他53岁的时候，被诊断为脑胶质瘤。在他事业如日中天，正在想大展宏图的时候，这种灾难突然降临到他的头上，他一下都没反应过来。

医生告诉他，他只有四个月的存活时间。他经过慎重考虑，做了三个决定：

第一个是辞去工作。

第二个是选择合适的方法治疗。

第三个是让人生最后的这个阶段，成为他人生当中最美的一段时光。

于是，他很快辞去了工作，然后选择合适的方法治疗。

另外，他画了一个朋友圈，就是最外圈的，是最边缘的朋友，越往圈内走，越是他的亲密朋友和核心家庭。

然后，他从圈的最远端对这些人进行告别。一圈一圈，慢慢过渡到他的核心家庭。

最后，以至于他自己选择了在他的葬礼上，用什么样的方式，穿什么样的衣服，放什么样的音乐，摆什么样的鲜花等等。他自己都进行了选择。

这个人就成为了自己死亡的掌管者，这就树立了一个楷模。

就是在读这本书的过程当中，我注意到一点，也就是他的太太陪着他在就诊的全过程当中，他自己有了一个深深的体会。

他说："其实我真的是不害怕死，因为已经就要死了。但是医生的目光，把我判了死刑，把我送进了地狱。"在这里他强调的就是目光。

那我们知道，目光是属于身体语言的一部分。大家都知道，在沟通当中，有一个沟通原则，就是55387这样的一个定律。

也就是在沟通的过程当中，语言和文字只传递7%的内容，语音语调传递的是38%的内容，而身体语言，你的身体、你的姿态、你的眼神儿，传递的是55%的信息。

可是在我们的临床当中，我们更加关注的形式，就是文字所传递的那个部分，我们往往会忽略掉语音语调和身体语言所传递的内容，给病人或者患者家属所造成的伤害。

正是因为我们忽略了这个部分，有时候我们会给自己也带来伤害。

叙事护理 _046

李春: 非常春天, 非常叙事, 大家早晨好。

我再接着上面的那个题目来讲。

就是当我们忽略了我们沟通的这个原则, 忽略了我们身体的语言、语音、语调的沟通的内涵, 或者它的力量的时候, 我们往往会给自身带来伤害。

比方说, 曾经有一个护士, 她被患者家属打了。

她为什么被打呢? 起因是这样的, 就是她上大夜班, 在上大夜班的过程当中, 有一个老奶奶, 在输甘露醇, 按医嘱每六小时输一次, 在她班上应该是输两次。

这个老奶奶, 在晚上三番五次打灯, 大概是打了三次灯或四次灯, 跟护士说: "我这个胳膊很疼。"

护士去检查了数次, 就发现其实她的液路是通畅的, 没必要重新再扎一针。但是, 老太太坚持要重新扎一针。护士就重新给她扎了一针, 重新给她固定好, 然后输入甘露醇。在这个过程当中, 护士处理的没有什么问题。

第二天早晨, 这个护士正在治疗室配液体, 就听到外面有人问, 昨天晚上是谁值班? 昨天晚上是你值班吗?

那个护士正在配液体, 她就没抬头, 说: "对, 昨天晚上是我值班, 怎么了?"

那个病人家属说: "怎么了? 找的就是你。"

然后, 就用脚踢了护士的腰部, 结果导致这个护士发生了血尿。

我们再去还原那个过程, 就会发现, 在她晚上给老太太服务的过程当中, 实际上老太太已经不满意了。

当第二天早晨, 这个老太太的女儿来到病房的时候, 她就跟她的女儿说, 昨天晚上值夜班的护士如何的不讲道理, 或者是如何让她不满意。

那么,那个女儿带着这种情绪,就到了治疗室。

可是我们的护士,因为忙着低头干活,关注的是那个工作,而忽略了这个家属的语音语调所传递的愤怒的信息。

也就是说,她的愤怒护士没有听到,所以导致了最后被打。

所以,我们有时候会说,形式要大于内容。文字所传递的东西,真的只占7%,它是少之又少的。如果只关注语言文字的部分,我们就是"丢了西瓜捡芝麻"。

如果我们能关注到语音语调传递出的信息,或者是身体语言、面部表情、身体姿态传递出的内容,我们会对病人有更多的理解。同时,我们对自身也有更多的保护。

叙事护理 _047

李春:非常春天,非常叙事,大家早晨好。

我再接着来讲治疗者带来的伤害。

在2014年我们访谈的过程当中,曾经有一个外科的患者,他是一个特校的老师,他是癌症第二次复发,来到我们医院。

他讲在整个就医过程中,他体会到人情的冷暖,他在整个接受治疗、护理的过程当中,受到了很多医生和护士无意识之中通过语言、行为给他内心所造成的触动。

他说了一句话,我印象特别深。

他说:"我是病人,可以病死,但不能被吓死。我可以接受自己的病,接受自己是病人,但不能因为我生了病,我就不是人了。"

通过这句话,我们可以反思,我们医生和护士的哪些行为,或者是我们哪些言语、行为让他感觉到他不是人,或者让他感觉到他没有像人那样被对待,这个是要我们思考的地方。

其实,在这之前,我们讲的都是贡献是双向的这样的主题。

对于我自身来说，我的感受就是如果没有患者，如果没有来访者，那肯定就没有我，患者和来访者对我的生命，具有非常非常大的贡献。

也就是说，这是彼此依存的一个关系，没有他们，其实就没有我。

这里我想分享两个小故事。

比方说，在2014年我们访谈的时候，传染科有一位患者家属，他讲到了，在他们的村子里，因为十多年前献血的原因，乙肝和艾滋病在村子里蔓延。

他说，艾滋病和乙肝就如同一个魔鬼一样，在黑夜里的村子里肆意横行。

这个魔鬼可能说不定就会把谁抓去吃掉。但是村子里的人的那种态度，就如同是，我把灯都关掉，我假装看不见它，我看不见、不谈论、不说，这个东西似乎就不存在。

那他这个"关了灯，让魔鬼肆意横行"的比喻，让我对这个村子里面乙肝和艾滋病的状态，就有了一个非常形象的了解，那这就是对我的一个贡献。

再举一个小小的例子，就是有一个男孩，他上高中，住校，频繁地想要回家。

他们学校规定两个星期回一次家。但是，他在这两个星期当中，会有三四次需要被爸爸妈妈接走。

那么，我们在探索这个原因的过程当中，我们就问他，你期待下次给家里打电话的时候，爸爸妈妈怎么对待你？

因为以前他打电话的时候，他妈妈就会说："你等着，我们马上就去接你。"

他给爸爸打电话的时候，爸爸就会把他训一顿，会劈头盖脸地把他骂一顿。可是，爸爸劈头盖脸骂一顿的这种状态，更加强化了他想回家的这种愿望。

这个孩子就跟我讲："我希望，下次打电话的时候，我爸爸妈妈他们口头上说'你等着，我们去接你'，可是他们并不需要真正来接我。也许我安静安静，等我想明白了，然后我就不想回家了。"

他说完，我突然明白了，那孩子在要什么，他需要情感上的接纳和行为上的拒绝。

他打电话回家，他在情感上需要的是爸爸妈妈给予他的关注和爱，是对他的支持: 好, 我们父母希望跟你建立一种关系, 我们去接你, 我们之间是亲近的。他需要父母在情感上的一种支持。

但是在行动上, 他的确又知道自己长大了, 自己这种行为, 不利于自己的成长。而他期待父母在行为上能够拒绝接他回家, 以这种方式, 促进他长大。

所以, 如果不跟患者深入地去沟通交流, 我们不知道他的期待, 我们就无法理解他内心真正的愿望和需求。

只有我们去探索了, 去了解了, 我们才能知道他内心里独特的那一部分。

所以我说, 这都是来访者为我做出的贡献, 没有他们就没有我。

叙事护理 _048

李春: 非常春天, 非常叙事, 大家早晨好。

今天, 我们会聊一聊在重塑技术当中, 麦克·怀特强调的第二个技术, 就是再说你好, "Say hello again"。

在这里, 我愿意分享给大家一个故事, 这个故事就是我写的那本书《幸福是尘埃里开出的花朵》, 当中的第46个故事, 它的题目叫作《好好说再见》。

下面, 我就读给大家听。

父亲走后, 小羽再也不愿去妈妈家。多次, 走到楼下, 又离开。甚至到了房门口, 掏出钥匙, 又犹豫着离开。

沙盘里的小羽站在中间, 左边是爸爸和姥姥, 右边是她的儿子, 儿子身边一狗、一兔。

爸爸卧病多年, 脑血栓后遗症, 思维迟缓, 行动不便。姐姐是家里最优秀的孩子, 总是态度强硬地要求爸爸做肢体锻炼。有时候姐姐声色俱厉, 爸爸竟然会流露出害怕的神情。小羽排行最小, 性格温和, 自然成了爸爸最贴心的小棉袄, 爸爸的心里话只能跟小羽说。所以, 小羽心里装着很多其他兄弟姐妹不知道的关于爸爸的故事。

爸爸走得很突然，竟然没有留下只言片语。妈妈说，早晨起床，爸爸还睁着眼睛，妈妈喊他一句，还能回应。再转头看他，人已经不在了。小羽最深的困惑是：为什么爸爸对最心爱的孩子竟然没有留下一句话？

姥姥的走，也是如此。在当时的年代，爸爸妈妈忙得晕头转向，把幼小的小羽送到了乡下姥姥家。小羽成了姥姥的小尾巴，姥姥走到哪儿，她就跟到哪儿。在八个孙辈孩子中，小羽是最受姥姥宠爱的一个。

姥姥的走，好生奇怪。大年三十晚上，刚过九点，姥姥把一家人全都撵走了，只留下小羽妈妈。姥姥催促着妈妈赶快给她梳洗更衣，说"否则就来不及了，大马车已经停在大门口了"。姥姥穿好鞋子，安安静静地躺在枕头上，就这样走了。小羽心里的疑惑是：既然姥姥最爱我，为什么没让我留下照顾她，也没有给我留下一句话？

小羽在泪水迷蒙中，讲述了爸爸和姥姥的故事。

爸爸和姥姥离开后，我就不敢去妈妈家了。一到妈妈家里，我就会不停地说话，直到自己精疲力竭为止。如果我不说话，就会坐卧不安。爸爸和姥姥的走，让我对死亡这件事情非常害怕。家里养过一只狗和一只兔子，有一天夜里，兔子突然死了，我不想让儿子看见兔子的死。在儿子起床之前，我就把那只兔子埋了。后来，我把狗也送人了。狗的寿命最多15岁，我不想让儿子看见狗的死亡。

叙事护理 _049

李春：非常春天，非常叙事，大家早晨好。

我们再接着讲上次的故事。

"爸爸和姥姥已经离开了，他们如果在某一个地方，知道小羽还在思念他们，知道小羽在困惑为什么他们都没有留下一句话就走了，你觉得他们会对你说什么呢?"我问。

其实他们也没有什么好说的。爸爸和姥姥在世的时候,吃的、穿的、用的都是最好的,孩子们都很孝敬,总是把最好的东西送给他们。爸爸去过很多地方,他想去的地方都去过了。姥姥虽然外出少,但在村子里是最有威望的人。儿女都培养成才了,都在城里有工作,四代同堂。姥姥吃的、穿的、用的,也是村里最好的。爸爸和姥姥走的时候应该是没什么遗憾的。

"小羽刚才说爸爸和姥姥走的时候也没什么遗憾了。带着这种已经没有遗憾的想法,小羽对爸爸和姥姥没有留下一句话就离开了,会有什么不同的想法吗?"

"那他们没留下什么话给小羽,小羽也就能理解了。但是为什么姥姥最疼我,而当晚我就在姥姥家,她却不想让我陪着她走呢?"

"你如何看待,兔子死了,你不让儿子看到兔子的死亡呢?"

"那是为了保护儿子,他那么小,看到兔子的死亡,一定会非常害怕的。我不想让他看到和经历死亡。"说着说着,小羽忽然语塞,接着失声痛哭。

"我知道姥姥是为了保护我,我都快四十岁了,在姥姥心里我仍然是个小孩子,所以她不想让我看到她走……原来我一直抱怨姥姥,觉得姥姥不让我陪着她,是她不爱我。现在我知道了,姥姥其实是最爱我的,最疼我的,是她不想让我受伤害……"

"如果姥姥知道小羽已经明白,姥姥的用意是因为爱小羽,是为了保护小羽。带着这样的爱,姥姥看到现在不愿意回妈妈家的小羽,姥姥对小羽有什么样的愿望吗?"

"姥姥当然是希望我能过正常的生活,能够每天开开心心的,能够多去陪陪我妈妈。我妈妈也是姥姥的小女儿,她也是心疼我妈妈的。姥姥一生都在为别人着想,村子里很多人都接受过她的帮助和接济。姥姥走后,村子里老老少少都参加了她的葬礼,几乎是全村出动。

"我现在觉得我不愿去妈妈家,是有原因的。每次去妈妈家,我就看到:妈妈说话慢了、手上的皮肤越来越松弛了、记忆力越来越差了、视力越来越弱了、锅碗瓢盆都洗不干净了,心里就说不出的恐慌。有一次,我帮妈妈把所有的锅碗瓢盆都重新洗了一遍，洗着洗着，我自己就哭了。我是害怕有一天妈妈也会离开我，似乎我不去，不见到妈妈，妈妈就不会老，妈妈就不会死，妈妈就不会离开我。有时候，看到自己脸上的皱纹和鬓角的白头发，心里也非常害怕。心想自己有一天也会死的，这是非常令我震惊和可怕的事情。难道，我不去妈妈家是在逃避妈妈和自己的死亡吗？"

小羽说着说着，脸上第一次出现了笑容。

"说来奇怪，爸爸和姥姥从来没有托梦给我。人们都说，凡是已经转世往生的人，就不会再托梦给在世的人。我们家是信佛的，我相信这是真的。"

"小羽，好好说吧，好好说吧，我会一直听下去……"

"对已经离去的亲人，我们只有'Say hello again'，才能'Say good-bye'。"

离开时的小羽，脸上洋溢着微笑，如窗外洒满一地的五月阳光。

叙事护理 _050

李春：非常春天，非常叙事，大家早晨好。

我不知道大家听了这个故事之后会有什么样的感想或者是有什么样的联想。我们在医院里上班，每天面对的都是生老病死，一定会面临这样一个问题，就是有关死亡的问题。

欧文·亚隆大师，他是存在主义哲学治疗的大师，他是在存在主义治疗的框架之下做个体治疗，他在人际关系的框架之下做团体治疗。所以他同时做个体和团体的治疗。

他曾经说过，人类的终极关怀，也就是人都必须会面临的问题，就是四大问题：死亡、孤独、意义和自由。

恰恰我们在临床当中，面对生老病死的这个过程，死亡是我们面临的一个最重要的课题。

在《幸福是尘埃里开出的花朵》这本书里面，第六章讲的就是死亡的部分，它的题目叫《死亡——恐惧里生出的新希望》。

我们说人类最大的压抑不是性压抑,而是死亡的压抑,死亡必将击垮我们,但是正确的死亡观念却可以拯救我们。向死而生,了解死亡、学习死亡是为了更好地活着。

下面再讲一个小故事,是安然的故事,是给妈妈写一封信。

30岁的安然在工作中做得很出色,但是他一直对妈妈的死是放不下的。

母亲得了肝癌,晚期非常疼痛,卧病在床。他们束手无策,也没办法再进行治疗。到后期母亲非常瘦弱,皮包骨头,但是有一个大大的肚子,全是腹水。

他就眼睁睁地看着日渐消瘦的母亲,拖着这样一个大大的肚子离开了人世。可他母亲并不知道自己得的是肝癌,她会认为自己的儿女不想给她治疗,所以她带着儿女不孝,尤其是儿子不孝的念头,带着终生的悔恨、遗憾和愤怒,离开了人世。

这个是安然所放不下的。那么我们就建议让安然写一封信,在合适的时候读给母亲听,然后把这封信烧了,在母亲的坟头前烧了。

那这样的一个行为,其实也是 "Say hello again" 的一种行为,我们认为:只有被充分表达的爱,才可以放手;只有被充分领受的爱,才可以离开。

叙事护理 _051

李春:非常春天,非常叙事。大家早晨好。

到现在为止,我们已经讲完了叙事治疗的三大主要技术,那就是外化、解构和改写。还有两个辅助的技术,是外部见证人和治疗文件。

那到现在呢,我觉得有必要在这个节点上,稍稍做一个总结,不然大家就会遗忘了。

做一个总结也是为了帮助大家系统地来梳理叙事治疗。

我们讲技术之前还是要强调一下叙事治疗的精神。叙事治疗的精神是让我们带着一种尊重、谦卑、好奇的态度来面对生命。

叙事治疗强调的是态度, 而不是技术。它强调的是对个案生命的了解和感动, 叙事治疗核心的理念就是:

人不等于问题, 问题才是问题。每个人都是自己问题的专家。每个人都有资源与能力。每个人都是自己生命的作者。问题不会百分之百地操纵人。以上是叙事治疗的核心的理念和它的治疗精神。

下面就分别来讲一下外化、解构和改写, 对这三大技术进行总结。

外化, 实际上就是把人和问题分开, 让它产生位移感, 让人对问题能够聚焦, 并且能够面对问题, 从而产生出对问题的策略和影响。

在麦可·怀特的外化图示当中, 外化分为四个步骤: 第一步是问题命名, 第二步是询问影响, 第三步是评估影响, 第四步是论证评估。

实际上最重要的是论证评估这一步, 这是问为什么的一步。在心理治疗当中, 以前人们对问为什么的问题总是很鄙夷的, 认为不应该问为什么, 因为为什么总是带着对来访者的疑惑、困惑, 甚至是质问。

但是恰恰在叙事治疗当中, 我们强调问为什么, 因为这会问出来访者的核心价值观, 包括他对什么东西是最看重的, 什么东西是他生命中最重要的。

我们还是就前面提到的李强的案例来分这四步。对李强说, 那你给你的问题命个名。她说, 那个问题叫作自卑。

那你询问她: "自卑给你带来的影响是什么?" 她会说: "自卑给我带来的影响是我不能出门, 我不能去找工作, 我不能跟人打交道。"

那去评估这些影响呢? 她说这些影响对她来说是不好的, 不是她期待中的结果。

为什么不是她期待中的结果呢? 因为她觉得作为一个女人来说, 尤其是作为一个有过这样经历的人来说, 她希望能够自己赚钱, 自己养活自己, 能够掌控自己的命运。

所以这个自己养活自己, 自己能够从事一份养活自己的职业, 这是她内心里最在乎的一个东西。

下面我们来说解构, 解构的过程实际就是打开包装的过程, 解构就是探索一个人的问题的来龙去脉的过程。

第三个就是改写。我们说在改写当中有两个重要的概念,一个是认同蓝图,一个是行为蓝图。那么在认同蓝图和行为蓝图之间不断地进行穿梭往来探索的这个过程,就会发生改写。但是这个改写不是自然而然发生的,而是通过我们治疗师有技巧的引导,先要撼动自我认同的变化,然后才能发生改写的行为。

叙事护理 _052

李春: 非常春天, 非常叙事, 大家早晨好。

下面就拿李强改写对话图示来讲如何进行改写的对话。

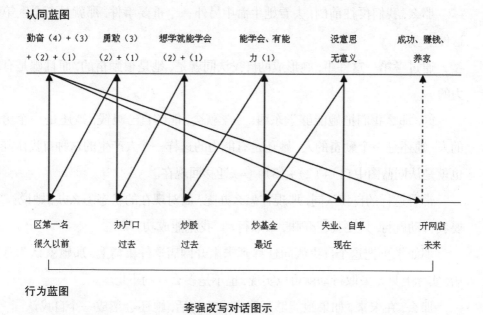

李强改写对话图示

先看下面行为蓝图这一行。

然后,关注到现在的这个点,现在李强的行为是什么? 她是没有工作,待在家里面,每天都很自卑。

那么,再往上看,她对自己产生的认同蓝图上那个对应的点是什么? 就是自卑，没有意思，活得没有价值。

那么我们再看，她的生命往前倒，去解构她以往的生命故事，我们会发现，最近的那一点，她炒过基金。

通过炒基金，她对自身有一个认同。那就是说，她以前没学过炒基金，但是她通过自己摸索，一学就会了，而且她可以赚钱，她是一个有赚钱能力的人。

再往前看，她的行为蓝图上是炒股。这个炒股以前她也不会，那现在她通过自己的摸索，就学会了炒股。

她是具有学习能力的。同时，她也是能够赚钱养活自己的人。

再往前倒，我们看到了她办户口这件事情，她是他们村子里第一个把办出去的城镇户口，又迁移回农村的，落户在村里的第一个人。

那她对于办户口这件事，形成的自我认同就是，她是一个非常勇敢的人，她只要想做的事，她就一定能做成。

那么，我们再往前倒，去看她生命中另外一个重要事件，那就是考全区第一这件事。

通过考第一这件事，她形成的自我认同就是，她是很勤奋的，而且她是有能力的。

好，那么我们把她能够学东西，一学就会，能够自己赚钱，她还是一个勇敢的人，她还是一个勤奋的人，她还是有能力的这样一个人产生的这种自我认同，也就是认同蓝图中 (1) + (2) + (3) + (4) 迁移回现在。

带着这样的自我认同，那现在怎么办呢? 面对现在的状态怎么办，她说:"只要我行动就行，只要我迈开腿，采取行动，我就能成功。"

那如果再把这个自我认同迁移到未来开网店这件事情上，那她就认为开网店，实际上只要采取行动就可以实现，也不是多么难的事儿。

那么，在未来，如果她能够开网店成功的话，她还会形成一个自我认同。那个认同就是:我是一个成功的人，我能够赚钱养活自己，我能够赚钱，我能够拥有自己的事业，我是一个成功的女人。

这样，就把她原来"我活着没有意思、自卑"这样的一个主线故事，改写成了"我是一个事业成功的女人"的故事。

这就是改写的过程。

那么,在这里要强调一点:大家通过这个改写对话的图示,看到了它是一体两面的,它既有解构,又有改写。

在解构的过程当中,发生改写。解构绝不是单独存在的,是解构完了之后才能发生改写。

叙事护理 _053

李春:非常春天,非常叙事,大家早晨好。

我们在前面看了李强改写对话的一个图示,这里面涉及她对自我认同的一个重塑的过程。

在此,我们要重新复习一下,在改写当中,有一个技术叫重塑对话技术。重塑对话技术,我再强调一遍,重塑是重塑什么? 是重塑她的自我认同。

重塑对话技术包括两个部分:

第一个部分,就是重要他人对你的贡献,重要他人对你形成的自我认同所产生的影响。

第二个部分,就是你对重要他人的贡献。你对重要他人,对他的自我认同所产生的影响。

所以,在这里面我们强调,贡献是双向性的。

实际上改写与解构,它是一体两面,它是同时在进行的。

只有在解构的这个过程当中,改变了自我认同,才能够迁移回现在,并迁移到未来,进行故事的改写。

重塑对话的技术,实际上它是一个对例外事件进行探讨的过程,逆着时间轴,不断地去探索那些例外的事件,然后穿梭在行为蓝图和认同蓝图之间。

也就是,在那个例外事件你做了什么? 你这样做让你产生对自我的认识是什么? 然后把例外事件串联起来,形成一个支线故事,那么就形成了一个新的自我认同。

这是不断穿梭往来的。另外,它是一个长时间的、曲折的过程。

最后,要强调一下,这个迁移的作用。

一定要把新的自我认同,迁移到现在,迁移到当下,再迁移到未来,它才会发生改写。

叙事护理 _054

李春:非常春天,非常叙事,大家早晨好。

可能在此时此刻,大家心目中就会产生一个疑问。

说你讲了这么多,又是外化,又是解构,又是重写,这个技术挺复杂的。那么一下子怎么运用?

我先说,它可以用在两方面。

比方说用于自身。这个用于自身,其实最重要的是体现出,你如果有了叙事的精神,你再去看你的现状,再去看你现在面临的困境,内心的感觉会不一样。比如,你现在看到人员特别少,病人非常重,护士都非常非常累。这是一个主线故事。

然后在这个主线故事中,你带着这种叙事的精神,你可以去找你生命中的那些例外事件。

比方说,有一个护士长,在春节的时候,连续上了两个星期的班,最长的时间,她上了将近40个小时。

她的主线故事就是忙、累、顾不上家人,无法过正常的家庭生活。

她就想有一天下午,除了那天下午,带着全家人去了一趟九天休闲谷之外,其他的时间全在班上。

好,那九天休闲谷就变成了她这个主线故事之外的一个例外故事。

另外,她又发现,当她回到家里,因为她太累了,女儿帮她拿拖鞋,女儿帮她倒水。还有，女儿会悄悄地起来，帮她做早餐，早餐居然还放了海苔和瓜子仁。那样，她体会到这个家庭给她带来的温暖。

然后，当慢慢地把这一件一件非常小的例外事件串联起来的时候，它就形成了一个支线故事，这个支线故事就是，原来除了忙和累之外，另外还有温暖的、充满爱意的故事在流动。

带着这样温暖的、有爱意的故事，再回头去看现在，看此时此刻的时候，我们的内心可能就变得不一样。

这是关于自身的。

可以用在临床护理当中，可以用在我们的来访者，或者是我们的患者与家属。

在去年研讨的时候，曾经有护士或护士长就说："这个技术真的是很好。但是，我们真的没有时间坐下来。你们在门诊做心理治疗，一聊就是50分钟，一个小时。可是我们在临床没有办法一聊就聊这么长时间，那样的话活儿都干不完。"

的确是这样，我也在思考这个问题。

我脑子里就出现了一个图，就是，在古代人们练武功，这一套武功练下来，他可能会打一套拳、两套拳、三套拳。他在练习的时候，是一定按照一招一式，按照套路去打拳的。

可是，当真正他去面临敌人，面对对手的时候，他往往会出奇制胜地使用其中致命的一两招就可以了。

那这些叙事的技术，实际上就跟练武功是一样的。武功的套路，我们都是要学的。但是可能在关键的时候，一两招就会起作用。

比方说，我们外科的一位护士长在研讨会上曾经汇报了这样一个案例，就是科里面有一个乳腺癌术后做化疗的病人，她已经做完了第五次化疗，准备出院了，对来不来做第六次化疗，正在犹豫当中。

那个护士长似乎也没有跟她坐下来长聊，然后就问了她一句，阿姨你试着想象一下，做完第六次化疗的你，对今天的这个自己最大的感谢是什么？

那个阿姨想了想，她居然说："那我就完美了。那我就觉得今天所有这些罪都没白受啊。"

然后她就跟护士长讲："你不用说了，第六次化疗我做。"

所以，就仅仅是这样一个叙事的问话，就非常神奇地改写了一个患者的故事。或者一个神奇的问话，就产生了作用。

那我们在临床当中，每天都会面对患者，每天都会面对家属。无论是患者和家属，他们现在的主线故事都是悲惨的，除了妇产科每天迎接新生命之外，大家都是悲惨的、悲催的，都是遇到了生命中重大的创伤事件。

我们在这个主线里，是否可以静下心来，用三五分钟时间，或10分钟时间，去跟他聊一聊，他生命历史当中，他的那些例外事件。

然后把那些例外事件串联起来，形成一个支线故事，形成一个新的自我认同，再把它迁移到现在，迁移到未来，这个患者和家属的人生故事，是否就可以被改写呢？

叙事护理 _055

李春：非常春天，非常叙事，大家早晨好。

今天我们要讲第四个技术，叫外部见证人技术。

要讲外部见证人技术，我们首先要讲一个概念，叫作界定仪式。

界定仪式是怎么来的呢？下面我就讲一个故事。

人类文化学者梅耶夫曾经做过一个报告，就是他在洛杉矶凡尼斯一个犹太人社区所做的一个研究报告。

这个社区里面住着很多犹太老人。在20世纪初，这些人还都是孩子，他们背井离乡，从东欧来到北美，退休之后因为喜欢南加州的气候就搬到了这儿。

这些犹太老人，在战争中都失去了亲人，所以这一群人都是孤苦伶仃的。

而且，在社区当中，他们人与人之间、家庭与家庭之间也互不往来。其中很多人因为孤独的生活，都不知道自己是活着还是死了。他们就感觉到自己是被遗忘了，没有人认识他们，没有人关心他们，没有人知道他们。

社区里面有一个社区组织干事，叫作莫里·罗森，她帮助老人建立了一种社区归属感。在帮助这些老人恢复活力和存在感的过程当中，界定仪式就起着十分重要的作用。

莫里·罗森使用了什么样的界定仪式呢？她成立了一个社区论坛，请社区的居民讲述和重述他们的生活经历，或者是表演和重演他们以往的犹太人的生活。

那么，正是因为社区论坛的成立，这种论坛就得到了这些老年犹太人的认可和喜爱，他们不断地对自己的故事和经历进行讲述，进行诉说和再诉说。

他们变得越来越有活力，觉得自己原来是活着的，而且他们这群人是没有被遗忘的。

正是这种论坛，让这些老年犹太人，能够在其他成员或者是其他应邀前来的见证者面前，用自己的方式去表现自己。这就形成了一种界定仪式。

界定仪式消除了社区人所体验到的那种孤独感，消除了这种孤立带来的虚无的感觉。

所以我们说，这种界定的仪式，会给人带来存在感，会给人带来自己生活的方式合理性。

业内人士往往说界定仪式有三个方面的作用：

第一，就是界定仪式让听众去理解这个群体自己所理解的有关自己历史的真相。

第二，界定仪式让别人以自己的方式，见证了自己的价值、生命力和存在的方式。

第三，就是听众对社区论坛上这些个体表演所做出的反应，证实了这些故事。

界定仪式说完了之后，我们就要思考，如果只有表演者而没有听众，如果只是表演者在独唱、在独舞，是不会起到这样的作用的。

也就是说，人的呼唤是双方的，一呼一应。

如果只有呼，没有应，这种沟通和交流就无法进行下去。

界定仪式也是一样，就是有表演者，有观看者，才能让表演者体验到自己的价值、意义，或者体验到自己的存在感。

恰恰这两者之间的互动，是有价值和意义的。

这也是我们将要讲到的技术，叫外部见证人技术。

叙事护理 _056

李春：非常春天，非常叙事，大家早晨好。

我今天还要继续来讲外部见证人。

在讲外部见证人之前，我想问大家这样一个问题。

就是大家现在一定在通过微信来收听我的这个微讲课。

试想一下，你每天在玩微信的过程当中，你发到朋友圈里的东西没人点赞，而且永远没有人点赞，你还会不会继续发朋友圈呢？

那试想一下，假如我的讲课，没有人听，都没有一个人来听，没有任何一个人给我回应，那我还会继续讲下去吗？

或者我在讲课的过程当中，我不知道别人听不听，但是我永远得不到回应的这种情况下，我还会继续讲下去吗？我讲下去的这种意愿，会是增强了，还是会减弱了？

所以，这个就是让我们来思考，那个外部见证人的作用，或者是那个对方的存在，给我们的存在感带来的作用。

接下来我们就讲一下界定仪式。

在生活中，每当有重大事件的时候，比方说像毕业、结婚、生孩子、亲人过世等等，我们都会请外部见证人，或者是自己的亲朋好友来参加某种仪式。

这种仪式的作用之一，就是把这种改变真实化了。

在叙事治疗的情境当中，也创造性地使用了界定仪式。那外部见证人技术就是界定仪式当中最重要的一个内容。

在什么时候使用外部见证人技术呢？我们往往在三个状态下使用：

第一，是在界定问题的时候。

第二，是在取得阶段性进步的时候。

第三，是在治疗结束的时候。

外部见证人，对于我们来说，我们可能会请到其他的治疗师，请到家庭的成员，或者这个人生命中的重要他人，他社会支持系统里面非常重要的人，他的朋友，甚至他重要的玩偶，或者是类似的其他患者，或者是以往的来访者，有过类似的状态可以请过来帮忙的人。

那无论是什么样的人，我们的原则就是，外部见证人的到来，一定要对来访者或对当事人起到正面积极的作用。

我们可以创造性地来使用此技术，但原则就是：不要造成伤害。遵从"Do No Harm"这样一个原则。

叙事护理 _057

李春：非常春天，非常叙事，大家早晨好。

在我们护理队伍当中，每年"5·12"国际护士节，都会召开一个护士节的大会，在这个大会上，基本上有固定的程序，就是对我们的优秀护士长、优秀护士、服务之星、夜班最多的护士以及护龄满30年的护士进行表彰。

在这个会场，我们会有鲜花，会有音乐，会把以往在临床中的老照片做成音乐相册循环播放。

在这个大会的过程当中，会有领导去宣读表彰决定。

被表彰的人披红戴花，走上讲台，然后接受领导颁发证书。

最后，会是合影留念，然后在观众的掌声中走下台来。

而在观众席上，我们会请到院领导、各职能科室长、各临床科室主任，还有各辅助科室的主任，以及全院的护士。

这一群观众，对于上台领奖的人来说，那就是他们的外部见证人。

如果我们每年"5·12"护士节大会取消了，不再对这些优秀护士长、优秀护士、服务之星，还有夜班最多的护士，以及护龄满30年的护士进行表彰，我们可能也还会给这些人发奖金，是直接打到卡里。

大家想一想，我们会不会收到相同的效果？

我曾经见证过，有一次"5·12"护士节大会之后，有一位满30年护龄的老护士，披着绶带，抱着鲜花，拿着她小小的奖章，在楼下的绿草地上拍照。当时她科室的人也都在，我被邀请去跟她一起拍照。

在这个过程当中，我看到她闪闪的泪光。

然后我就问她："你有什么感觉？"

她说："我觉得这30年过得真是不容易。但是今天能够拿到这个鲜花，能够上台，我觉得这30年也真是值了。"

那这鲜花、掌声、她的证书，以及这样一个大会，这样一个仪式，可以叫作界定的仪式，就界定了她30年来对医院的付出，对病人的付出，是对她工作的肯定。强化了她作为一个护士，一生当中她所做的努力。

所以，有时候我们会考虑，形式要远远大于内容。

在这个大会上，台下所坐的那些人，那些外部见证人，起到了一个非常重要的作用。

试想，如果只有我们领奖的人上台领奖，我们还走同样的仪式，还走同样的程序，但是下面的观众都消失了，只有一团空气在那里，那这样一个仪式，还会起到相同的作用吗？

叙事护理 _058

李春：非常春天，非常叙事，大家早晨好。

我们今天要讲一讲外部见证人的作用。

李明老师认为，在叙事治疗的过程当中，外部见证人的作用有三个：

第一, 就是可以让问题变得精细化。

第二, 可以让来访者和家人产生一种合作关系。

第三, 就是可以增强家庭的力量。

其实总的来说, 就是当来访者取得了进步的时候, 有更多的人知道, 让那个进步变得更真实。这样, 无意间就可以推动这个故事向前发展。

界定仪式是有固定程序的, 它由三部分组成:

我们管这个程序叫作叙述、复述、再叙述, 这样的三步曲。

叙述是由当事人来讲述重要的生活故事。

大家在头脑中可以想一想, 这个房间里有三组人:

第一组是治疗师, 可能是1个人, 也可能是2个人。

第二组是来访者, 来访者有可能是他自己, 有可能是家庭。

第三组就是我们请来的外部见证人。

最单纯的时候, 可能就是一个治疗师, 一个来访者, 还有一个外部见证人。

那叙述的这个过程, 实际是发生在当事人和治疗师之间的。

那个外部见证人坐在离这两个人比较远的地方。他们作为观众, 听当事人和治疗师之间去沟通, 去互动。

那么, 当事人跟治疗师讲述他生命中很重要的那些生活故事。生活故事有可能是他的问题故事, 也有可能是他的支线故事。

第二个环节, 是复述的环节。

这个复述的环节, 就是我们把当事人或来访者请到比较远的地方去, 然后把这个外部见证人请到前面来, 跟治疗师面对面。

然后, 由外部见证人对刚才听到的当事人或来访者所讲的那些故事进行复述。

当然这个复述, 它也是有要求的, 分了五步, 我们在后面讲。

接下来是第三步, 就是再复述, 我们的外部见证人离开、退后, 再把当事人或者是来访者请回来, 再跟治疗师面对面。让他对外部见证人所讲述的事情, 再去重新复述。或者我们可以这样讲, 就是当事人对外部见证人的复述, 再去进行复述。

所以说界定仪式分成了三个程序, 也就是叙述、复述、再复述三个步骤。

叙事护理 _059

李春: 非常春天, 非常叙事, 大家早晨好。

今天我们讲一个非常重要的步骤, 就是外部见证人的复述, 其图示如下:

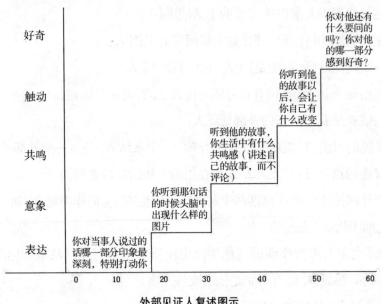

外部见证人复述图示

请大家看前面的这张图, 这张图的竖轴上分成了五个部分, 分别是表达、意象、共鸣、触动和好奇, 横轴上是时间的进展, 下面分别解释一下这五个部分。

这是我看了很多书之后总结出的五个部分, 有的书上是用文字表达的, 有的书上是用图形表达的, 我把这些都归结在一起, 然后总结出外部见证人复述包括五部分内容, 所以它是一个比较独特的东西。

第一部分是表达。这个表达是什么呢? 是由外部见证人去讲述, 跟治疗师叙说他对当事人所说过的那些话, 有哪一部分印象是深刻的, 就是特别打动他的。

第二部分是意象, 就是外部见证人在听到来访者所讲的那些话的过程当中, 他的头脑里面呈现出一个什么样的情境, 或出现的是一个什么样的图片。

第三部分是共鸣,指外部见证人听到了来访者的故事,他自己的生活中产生了什么样的共鸣感。就是要讲述外部见证人自己的故事,而不是去评论他所听到的来访者的故事或去评论来访者。

第四部分是触动,指外部见证人听到来访者的故事以后,这个故事会让他自己有什么样的改变,会让他在未来做出什么样的调整。

第五部分是好奇。治疗师可以问外部见证人,你对来访者的故事还有什么要问的地方吗?你对哪一部分还感觉到好奇?

我们可以发现,外部见证人复述的内容虽然是分了五个部分,但它是连贯的。这个对话只是发生在外部见证人和治疗师之间。

叙事护理 _060

李春:非常春天,非常叙事,大家早晨好。
请看外部见证人复述图示:

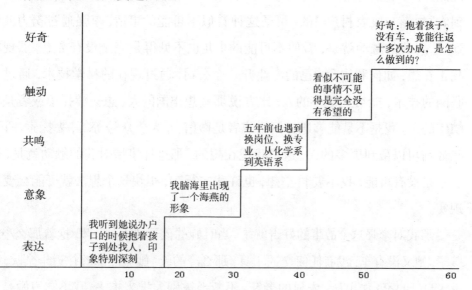

外部见证人复述图示(李强模拟)

前面的图示是模拟的，并不是真实发生的，是我模拟以前李强的那个案例。假设我请到了她的好朋友，或者请到了她生命中关系比较重要的人到达现场，这是一个想象或者是模拟。

假如李强跟我讲述完她的这个故事之后，我就请外部见证人来复述李强所讲的这个生命事件。

大家看第一段表达，就是当我听到了李强说她办户口时抱着不满一岁的孩子到处找人，这个我印象特别深刻。

那在我头脑中产生的意象是什么呢？在我脑海里面出现了一个海燕的形象，为什么产生海燕这样一个形象呢？是因为高尔基写过一篇文章叫作《海燕》，那个海燕总是冲向风暴，特别勇敢，披荆斩棘，无所恐惧，所以我脑海里浮现出的就是一个海燕的形象。

对我来说产生的共鸣就是五年前，我也遭遇过困难，我也遇到了换岗位、换专业，我是从化学系被调到了英语系，又在英语系去当系主任。所以我当时的压力就非常大，但是我必须要去应对这种挑战。

对我的触动，就是看似不可能的事儿也不见得是完全没有希望的。比方说她办户口这件事情，所有农业户口转成了城镇户口，按原则是不可能再转回到农村，落户成农村户口的。可是这种看似不可能的事情，李强通过努力就做到了。对我的触动就是，看似不可能的事儿也不见得是完全没有希望。那现在我正在想，如何利用我自己的专业开一个公司，通过现在的科学技术，通过互联网的技术，能帮到更多的人，比方说那些想出国的人、想去学托福或者是考GRE的人。我是不是能够通过网络或者是微信、个人公众号等等，去探索一下，我如何可以帮到更多的人，这是我现在想的。那这件事情对我的触动就是，这也不是没有可能，我不要再空想，也许我去行动，很快这个想法就可能会变成现实。

那我对李强这个故事的好奇就是，当时她的孩子还不到一岁，抱着那么小的孩子，她又没有车，没有任何交通工具，那么冷的天，她竟然能够往返十余次，往返于自己的家、派出所、农村的老家，不断地被别人推来推去，我不知道她是怎么做到的，这是我的好奇之处。

叙事护理 _061

李春: 非常春天, 非常叙事, 大家早晨好。

我们前面讲到了外部见证人复述这个图示, 是模拟李强对话的一个过程。那请大家想象一下, 如果李强作为观察者, 看到、听到了外部见证人和治疗师之间有这样一个对话, 就是对她所描述的那个故事, 产生出的一个这样的对话, 李强可能会对她自己有了一个重新的认识。

她可能会觉得外部见证人所描述的那个海燕的形象, 是她从来都没有想到过的。她没想到自己在外部见证人心中, 会产生一个那么勇敢、那么不畏艰险的形象, 她同时可能也会对高尔基的那篇《海燕》感兴趣, 日后可能还会拿那篇文章来读, 也许她还会反复地去阅读, 从而对海燕的这个形象有一个更深层次的理解。

当她把海燕的这个勇敢的形象跟自己的自我认同结合在一起的时候, 她一定会产生触动, 会引发她以后不一样的行为。

在这个外部见证人复述之后, 他又退下去。然后来访者又跟治疗师面对面, 这个时候就由来访者对外部见证人的复述再进行复述, 同样也是用表达、意象、共鸣、触动、好奇这五个程序来进行。

来访者进行复述是他听到了外部见证人所说的话, 就是外部见证人所描述的, 哪部分对他来说是印象深刻的, 在他的脑海里出现了什么形象, 引发什么样的共鸣, 对他的内心有什么样的触动, 以及他可以描绘出的未来行动的一些预想和打算。他可能还会产生一些好奇, 就是外部见证人为什么会对这一部分的东西是好奇的。另外, 他可能会对外部见证人本身的那个故事产生好奇。

那么大家想想, 经过这个故事不断地叙述、复述、再复述的过程, 原来单薄的那个故事就产生出很多不同的、新的意义, 这个新的意义就会引发来访者对自我认同产生一些变化, 并引发行为的改变。然后, 引发出新的故事。

叙事护理 _062

李春：非常春天，非常叙事，大家早晨好。

昨天我们讲了外部见证人技术，那我们就知道了，它是有流程的，或者说它是有程序的。

它一定要通过叙述、复述、再叙述这样一个程序。

外部见证人的复述有五个方面，或者说它也是有程序的，要经过表达、意象、共鸣、触动、好奇五个部分对来访者的叙述进行复述。

然后，再由来访者对外部见证人的复述再进行复述。

那大家就感觉到这流程还是挺麻烦的，难道一定要完成这个叙述、复述、再叙述的过程吗？

其实真的不一定。那我们在进行叙事护理一年的探索过程当中发现，其实外部见证人有时候只需要去见证就足够了。有的时候他可以去复述，有的时候他只是陪伴，只是坐在那里作为一个见证者，就足够了。

我来讲一讲在我们叙事护理实践的过程当中出现的一个小故事。

比方说，普外科有这样的一个患者家属，60多岁，他是一位男性。他的老伴患癌症住院了，就在我们对全院的患者和家属进行访谈的这个过程当中，他就讲他自己以前只顾着玩，家里的一切家务，如做饭、洗衣服等等都是老伴来做，他恨不能玩得连吃饭都忘了，他老伴做完饭就使劲敲锅，"当当当"敲三响，然后他听见，才来吃饭。

后来他的老伴病了，这个从来不进厨房的男人，就开始学着去做饭。大家可以想象那个难度啊，他说他学会了包馄饨，本来煮馄饨用清水煮就可以的，但是他一定要用鸡汤来煮。

大家知道那个鸡汤熬制的过程也是很费时间的。他为什么要用鸡汤来煮馄饨呢？因为他的老伴特别爱喝鸡汤。

然后他又提到了妻子的内衣,他一定是用手洗的。

他说,实际上这些衣服也可以用洗衣机洗,但是用手洗的那种感觉,他自己内心的那种感觉,与用洗衣机去洗是不一样的。

他觉得他现在尽最大的努力,去表达对妻子的支持和陪伴。

大家试想,一个60多岁的男人,尤其是作为一个中国男人,我们中国的男人是"爱在心里口不开"的,他们是不善于表达对家人的爱,对家人的关怀的,而他能够当着我们护士,当着其他的患者和家属的面来讲述他是如何照顾老伴,并且尽可能做到尽心、尽力地去做这些事情,其实他是表达了对老伴的一种关爱,这是相当不容易的。

最重要的是他在讲述这个故事的过程当中,他的行为有了一个被见证的机会,这种外部见证人的见证,让他的自我认同感得到加强。

叙事护理 _063

李春:非常春天,非常叙事,大家早晨好。

现在我们还要讲外部见证人,还要再讲两个小故事。

比方说有这样一位患者,他是一位老师,是一位大学的老师,而且是研究国学的。在团体访谈的过程中,他给我们大家讲述,他是如何走上教授国学这条路的,他讲到了以前他是如何跨专业来学国学,如何刻苦,如何用功,怎么去备课,然后如何去给大学生上课的,而且他现在是同时给几个大学的学生上课,别人都称他为国学大师。

另外他讲到了他非常注重健身,每天要健走一小时,然后采用撞树的方式来增强自己的抗击打能力,撞树要撞多少次,都有严格的规定。

那他在讲述自己如何去学国学,克服困难,获得知识,获得别人尊重的这个过程中,以及自己坚持健身这样一个过程中,周围的患者家属就成了他的外部见证人,就见证了他有知识、有毅力这样的个人特征,并产生了一种认同,同时他增强了自己的这种自我认同的力量。

那么他在讲这个故事的过程当中，不断讲述、不断去描述的这个过程，实际上就是强化了他自己非常看重的那一部分，而那一部分实际上对他面对自身的疾病也是有帮助的。

另外，我们再讲一个小故事，临床上这样的故事非常多。比方说有一个患肠癌的奶奶，她术后食欲一直都不是特别好，不太愿意吃饭，好长时间都不吃饭。家里人也特别着急，护士看着也挺着急，因为她已经可以进食了，但她就不吃饭。

后来护士就了解到，她的小孙子是她生命中最重要的人，她特别盼着跟小孙子见面。但是小孙子比较小啊，就只有三岁。这护士就跟爷爷和家里人商量，能不能我们设置这样的一个场景，由家里人做饭，把饭带到病房里来，把小孙子也带来，让小孙子陪伴奶奶去吃饭。

我想大家都能想象得到，当把小桌子摆好，把饭拿出来，让小孙子陪伴着她一起来吃饭的时候，这个奶奶脸上的笑容是怎么样的。然后，她开始克服自己的痛苦，开始陪着小孙子去吃饭。

那么实际上小孙子的陪伴，也是见证了奶奶开始进食、开始吃饭这样的一个事件。

叙事护理 _064

李春：非常春天，非常叙事，大家早晨好。

今天我们仍然来讲界定仪式和外部见证人。

前面在讲界定仪式的时候，我们提到了界定仪式可以在三个时候使用，第一是在界定问题的时候，第二是在取得阶段性进步的时候，第三是在治疗结束的时候。

在日常工作当中，我们可以把其套用到临床中去。比方说在确诊的时候，或者说在这个病人确诊是一个良性疾病，而不是一个恶性疾病的时候，我们是否可以考虑用界定仪式呢?

在患者取得阶段性进步的时候,比方说他在完成第一次化疗、第二次化疗的时候,他能够下床行走的时候,他在骨折后迈出第一步的时候,他可以说出第一句话的时候等等,我们是不是可以用?

另外在结束治疗的时候,我们是不是可以用到这个界定仪式。尤其是对于危重症患者,比方说他出院的时候;对于恶性疾病的患者,他经历了、完成了全部治疗程序的时候;对一个手术的患者,他终于经过手术,或者是整形的患者,经过手术,他得到了他期待的这种结果的时候,我们是不是可以来利用界定仪式呢?

所以在临床当中使用界定仪式,我们可以因时、因地、因人来定,那么我们可以创造出此时、此地、此人的这种情景,创造性地来使用界定仪式。

关于外部见证人技术,护士也可以根据病房的情况,根据这个家庭的状态,来创造性地使用此技术。大家试想一下,如果我们能非常合理地、恰当地使用外部见证人技术,大家想我讲过的那几个故事,比方说让小孙子见证奶奶进食那样的一个故事,或者是让患者家属讲述他是如何照顾他老伴的这样的一个见证,那么这些见证的行为,这些界定仪式,会对患者和家属产生出多么不同的意义。这个恰恰是我们人文关怀非常重要的一部分,这个就是护理的内涵。

也就是说,我们不仅关注的是他疾病的治疗、护理的程序,还要关注怎么去帮助病人,怎么去安慰病人,这个才是护理的内涵。

如果护士能够把工作做成这个样子,那我们的护士就是跟其他的护士不一样的护士,我们就成了一群会叙事的护士。

叙事护理 _065

李春:非常春天,非常叙事,大家早晨好。

今天我们还要再来讲一讲外部见证人。在这里我想请大家思考,就是患者之间的互助问题。

因为在大卫·登伯勒写的《集体叙事实践——以叙事的方式回应创伤》这本书当中，就提到了经历创伤和痛苦的人，他们如何能够去度过这些创伤和痛苦。它讲到经历痛苦的人怎么去面对那些创伤，特别是这些经历痛苦的人怎么去面对别人的创伤，尤其是大规模的、群体性的创伤事件。

读完这本书之后，我就产生了一个想法，就是我们的患者，其实到病房里的人，尤其是现在我们的专科分得是这么细，他们基本上都是同样的或者是同类的疾病。

我们可以把他们理解成是他们经受了同样的创伤，那么经受同样的创伤的人，是不是可以去帮助经历同样创伤的病人呢。

因为在这本书当中，它讲到了两点。第一点就是经历创伤和痛苦的人，他们并不是被动的接受者。每一个群体或者是每一个人，他们都用自己的方式，基于自己的知识和技能，采用任何可能的行为，来解决出现在他们生活中的问题和苦难。第二点就是经历创伤的人，如果他能对他人做出贡献，这样的经历，可以减少苦难对他生活的影响。

那其实就是跟我们很多人所想的不一样，可能做心理专业的人认为，我们需要帮助经历创伤的人去疏导内心的一种压力也好，或者是让他们去重述他们经历的灾难事件也好，关注的是心理层面的压力。

那在汶川地震的时候，由于我们的心理应急系统并不健全，当时就出现了防火、防震、防心理咨询师这样的一个状态。其实这个时候，创伤者所需要的，跟我们专业人员认为他们所需要的东西是不一样的。

实际上这个时候，这群受创伤的人需要一个环境，一个什么样的环境呢？他们需要一个被创造出来的环境，为别人做出贡献。当他们能够为别人做点贡献的时候，确确实实可以减少苦难对他们生命的影响。

这是通过读《集体叙事实践——以叙事的方式回应创伤》这本书得出来的一个经验，所以我们就会思考：如果一个患者能为类似的患者做出贡献，是不是对他本身的康复能够提供价值和意义？这值得我们在临床护理中去尝试和探索。

叙事护理 _066

李春: 非常春天, 非常叙事, 大家早晨好。

在讲界定仪式或者是外部见证人这样一个技巧的时候, 我最后想提醒大家一句, 当然这也是我的感受。

就是有时候我们可能会去见证来访者的一个故事, 或者是来见证他的一个行为, 而有时候可能我们需要去见证的是他的一个作品。

比方说有这样的一个来访者, 他跟我讲, 他特别喜欢做手工。他的业余时间就是做各种各样的刀具, 他说他最近做了一把他感觉非常棒的茶刀, 就是用来撬茶叶的茶刀。

那我就请他下次咨询的时候, 把这把茶刀带到咨询室里来。当他再次来的时候, 他就把这把茶刀呈现在了沙盘里面。

然后我就怀着一种好奇的心态, 让他讲这把茶刀是怎么形成的, 这把茶刀是怎么做成的, 那个茶刀的柄和刀是怎么来的。

他就说, 那个刀柄原来就是一块木头, 刀的一部分是用牛角做的, 而最重要的是那个刀体的部分。我们看到那个茶刀上有花纹。他说这个花纹是自然形成的, 是把这个钢拉长、折叠, 再拉长、再折叠, 不断反复地拉伸和折叠。然后去打磨, 打磨的过程当中, 因为厚薄不一样, 就会呈现出它的自然纹路, 这个花纹就是它折叠的层次呈现出来的自然纹路。

他在讲述这把茶刀的过程当中, 他说一把茶刀实际上经历了 "折" 和 "磨" 的过程, 才能把原来这些看起来并不相关的原料组合在一起, 制成了这把茶刀。

其实在他讲述这个 "折" 和 "磨" 的过程的时候, 就说那些原料经过 "折磨", 它才能变成一把美丽的茶刀。那么反过来, 他再联想到自己现在的这种状态, 他经过这样一个抑郁状态的折磨之后, 他才能够有能力去做他想做的那件事情, 他才能有能力去写他想写的那本书。

他在讲述的过程当中, 就把自己讲明白了。那我在见证他的这把茶刀形成过程当中, 实际上也见证了他故事的改写过程。

在临床当中, 我们是不是也可以去发现我们患者和家属的一些特殊的爱好, 或者他的小作品等等, 来去见证这些不一样的物品呢? 由这些不一样的物品来见证他故事的改写, 或者是见证他新故事的构建。

叙事护理 _067

李春: 非常春天, 非常叙事, 大家早晨好。

今天我们要开始讲叙事治疗的第五项技术, 叫作治疗文件。

在治疗文件当中并没有统一的制式, 它是多种多样的。在心理治疗当中, 可能用到的比较多, 尤其是在叙事治疗当中用的比较多的是奖状、证书、信件、一些影音资料, 还有一些创意性的作品。在很多书里面都提到了证书、奖状和信件的作用。

在临床护理当中, 我们其实也看到了, 本身就有很多护理文件在书写, 那个治疗文件跟我们今天所讲的这个治疗文件的意义是不一样的。

我们看一张图, 说的是我们儿科的一位小患者。她来的时候是酮症酸中毒, 学了叙事的护士长就跟她去沟通、去交流, 就拿了一张纸、一支笔, 在纸上就列了两列, 大家能够看到。

不听话的血糖

血糖听话的时候	血糖不听话的时候
① 听妈妈话, 不多吃	① 不听妈妈话, 多吃
② 吃完运动、遛弯	② 吃完不运动、不遛弯
③ 不偷吃糖果和糕点	③ 偷吃糖果和糕点

小女孩行为的变化

这个小女孩来的时候, 她说: "我是病人, 我有病, 我的病治不好。"后来在探索的过程中，护士长就把她的这个状态进行了外化。外化成她的体内有一个不听话的血糖在捣蛋。

那护士长和这个小孩在探索的过程当中，大家看前面的图，左边的一列是血糖听话的时候，比方说她听妈妈的话不多吃，吃完了去运动、去遛弯，第三点就是她不偷吃糖果、不偷吃糕点的时候，血糖是听话的。

再看图的右边这一列就是血糖不听话的时候，那什么时候血糖不听话呢？就是不听妈妈话，然后饭吃多了，吃完了之后不运动、不遛弯，自己偷偷地藏糖果、吃糕点的时候，血糖就不听话。

当护士长用了这样一个治疗文件之后，那个小女孩就知道了："哦，原来我想让我的血糖听话，我应该怎么办。"

然后小女孩的行为就自动地发生了变化，这个妈妈都感觉到很吃惊。原来她就一直认为她的糖尿病治不好，她就是个病人，所以她根本不听她妈妈的，她想吃多少就吃多少，吃完了就躺着，不遛弯。让她妈妈最苦恼、最困惑地是她不断地藏糖果吃、藏糕点吃。

那么这个治疗文件使用之后，小女孩的行为就自动地发生了变化，她主动把自己藏起来的糖果和糕点交出来了，而且妈妈让她吃多少就吃多少，吃完了之后，围着整个儿科病房的天井散步、遛弯。

你看非常简单的治疗文件，就发生了神奇的作用。由此我们就可以想象、可以去思考，当我们在做健康宣教的时候，在做术前宣教的时候，希望病人的生活习惯、服药习惯或遵医行为发生改变的时候，我们是不是可以使用类似的治疗文件。

如果我们使用这样的治疗文件，是不是会给护理效果带来不一样的影响？

叙事护理 _068

李春：非常春天，非常叙事，大家早晨好。

仍然给大家看一张图片，图片说的是一个试图自杀的18岁的女孩子。她自杀未遂，来到医院做心埋咨询。

跟她是有三次的互动，在三次互动之后，这是我留下的一个治疗文件。

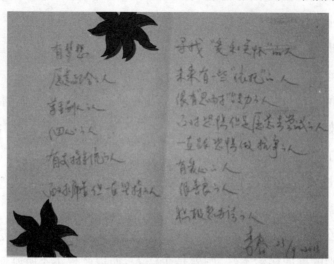

那么她为什么要自杀，因为她的生活非常悲惨，她自幼家庭就发生了变故。她的父亲车祸去世了，随后她的母亲改嫁，她一直跟着爷爷奶奶长大。可是最疼爱她的爷爷也去世了。那她现在在一个学校上中专，未来她可能去当一名护士，也有可能会去做一个文秘之类的工作。

通过三次的互动，通过我对她的观察，然后我跟她逐一做了核实，写下了下面这些话：

她是有梦想的、她是愿意配合的、她尊重别人、她很细心、她有支持系统、她面对痛苦一直坚持、她在寻找爱和关怀、她未来是有一些依托的、她很有忍耐力、面对恐惧她愿意去尝试、她是一个一直跟恐惧做抗争的人、她是一个很有爱心的人、她是一个很善良的人、她是一个积极想办法的人。

当我跟她面对面，讲述我所观察到的她的行为，并跟她确认，这些是她生命中一些特质的时候，每一条跟她核实完，她都是认可的。然后我记下来，我签字，也请她签字。

非常神奇的事情就发生了。一个星期后她的奶奶就来找我了，说这个孩子不去上学，在家里一直哭，她把记录着自己行为的那张纸就贴在卧室的墙上。

然后我就问奶奶，我说，你是想要一个哭的孙女，还是想要一个自杀的孙女。那个奶奶说:"我当然选择一个哭的孙女了。"那她为什么会哭呢? 她其实是在哀悼她18年的生命,因为在这个18年当中,从来没有人夸奖过她,从来没有人看到过她的优点。她的自我认同就是她是一个多余的人,她一直是别人的累赘,她是一个毫无价值、毫无意义,根本没有必要存在的这样一个人。

当我跟她核实完之后,她发现自己身上有这么多特质的时候,她被震撼了。所以她回去哭,她去哀悼她逝去的18年的生命。等她哭够了,哭完了,她会重新来面对她未来的不一样的人生故事。这样的一个治疗文件,它的的确确在这个人的生命中,发生了不一样的作用。

这就是治疗文件的魅力。

叙事护理 _069

李春:非常春天,非常叙事,大家早晨好。

今天给大家看一张特别漂亮的图。

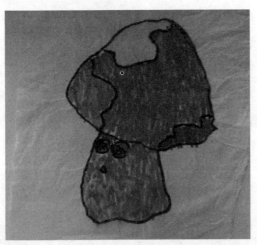

这个图是一个蘑菇,大家看是不是画得很好。

这个图是一个7岁的小男孩画的,他被北京某一个非常权威的医院诊断为多动症,然后来到我们医院做长程的家庭治疗。

这个孩子第一次来的时候,他根本就没有正常的情感表达,他不会跟人打招呼,他是尖叫着冲到了这个咨询室;他第一次摆沙盘的时候,他把所有的沙具都埋在沙子里边;他跟我表示亲热的时候,他会把沙子扔到我的身上,把水洒到我的白大衣上。甚至为了表示亲热,他会抓我的胳膊、咬我的手。

那就是这样的一个孩子,在这个治疗的过程当中,我们了解到他的家庭状态,这个孩子生下来是一直跟着爷爷奶奶长大的。

那么我就问了,说这家里边谁说的算?

爸爸说,爷爷说的算。

我说,那爷爷听谁的?

爸爸说,爷爷听孙子的。

所以这个孩子在成长过程当中,当他还没有渴的时候,就已经有人给端茶送水了;当他还没有饿的时候,饭已经做了三样,追着他喂了;当他还没有冷的时候,已经有好多人拿着衣服等着给他穿了。所以,他基本上不需要表达自己的需要。

可是,他7岁了,该去上学了,那在上学的时候就出现问题了。

第一,他不能表达自己的情感,他不能跟小朋友相处。第二,他不能坐着听课,他没有连贯的语言。于是,就来看病了。

在做了几次治疗之后,我就发现这个小孩有一张画。在等待的这个过程中他画了一张画,然后就把这张画带到了我们的咨询室里,我就把他这张画留下来,贴到一张硬纸上。等他第二次来的时候,我就把这张画还给了他,请他签上名,我也签上名。那我就在想,我的这种行为,体现了我对他所画的这张画的认可,也是对他身上所存在的这种特质和能力的一种见证和认可。

叙事护理 _070

李春:非常春天,非常叙事,大家早晨好。

今天我们仍然来讲治疗文件,给大家看一张沙盘的图片。

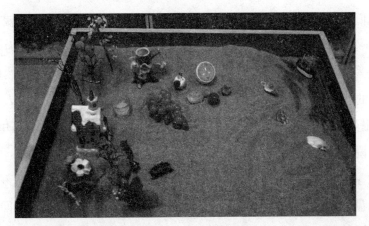

这是一个家庭联合沙盘。这是一个恶性黑色素瘤的患者，他经历了手术，然后又做了10次化疗之后，在他出院之前，我们请他的太太和他以及他们的女儿一起做的一个联合的家庭治疗。

在这个沙盘当中我们可以看到，描绘的是他们未来的家庭的一个场景，也就是说在海边有这样一栋房子，这个房子里面有菜地，爸爸可以种菜。

大家可以看到这里边有一个老爷爷，旁边有一个年轻美貌的女孩。一开始我怎么也看不懂这是什么，实际上这是他们夫妻两个。非常有趣的是，这个白发苍苍的老爷爷，是那个太太摆上去的，然后旁边那个年轻貌美的妻子呢，是这个患者摆上去的。

而这也显示了他们内心的愿望，妻子希望丈夫能够活下去，而且能够活到白发苍苍的那个年龄。丈夫希望妻子永远年轻貌美。然后我们再看旁边有一个小花架一样的东西，那个是他的女儿。她非常喜欢花，她希望能够拥有自己的一间花店。

这个事情已经过去三年了，去年他们给我发来了照片，他们确确实实实现了自己的梦想，在山东某一个靠海的三线城市里面，拥有了这样一套房子。而且他们的女儿果真开了一家花店，他还把花店的图片发给我，真的是非常温暖。

这个沙盘就如同一个生活蓝图一样，勾勒出他们现在的一个生活场景。

当时，在这个团体沙盘结束的时候，我请这个患者读了一封信，这是写给恶性黑色素瘤的一封信，然后又请这位患者制作了三张奖状，一张奖励给自己，一张奖励给妻子，还有一张送给他的女儿。在他做奖状、发奖状过程中，我作为治疗师，跟他们一起签名，见证了这样一个过程。

当他们能够在一起共同表达他们心意的时候，大家都知道语言就是有力量的。他们一家三个人，共同跟疾病做抗争的过程当中，他们是在用行为表达着对彼此的关爱。但是真的在沙盘室里边，当他们面对面去颁发奖状，然后用语言表达他们的爱和关怀的时候，那个场景就变得不一样了。这一家三口人手拉手泪流满面，最后他们紧紧地拥抱在一起。这个过程就深深印在我的脑海里。

我们说治疗文件是有用的。

请大家看他们制作的沙盘，这张沙盘不在此时此刻，是那时那刻，是三年前摆放沙盘的一个活动而已。这个沙盘的图片，给他们拍摄下来，带回了家。这个图片恰恰就是他们对未来生活的一个建构，他们会依据这个建构的图景，去建构自己的未来生活。恰恰他们现在就实现了自己这样一个梦想。

叙事护理 _071

李春：非常春天，非常叙事，大家早上好。

我们仍然来讲治疗文件。在我们叙事护理探索的一年过程当中，在研讨会当中，特别是针对治疗文件那一期的研讨会上，有很多的治疗文件涌现出来，比如说信件、微信、奖状、证书等等。

但是，我今天仍然不用我们真实的信件，我仍然用一封模拟的信件，这个是当初我在做全院的叙事治疗培训的时候，我们设想出来的一个信件。当然这个信件的书写内容也是有依据的，这是在我们普外科住过院的一位真实的患者和家属。

请大家来看一下这封信，试想如果有这样一封信出现的话，会带来什么不一样的影响。

尊敬的×××女士，您好：

您已经回家一个多月了。我时常会想，这段艰难的日子，您会如何度过？科里的同事们时常会想起你们，会谈论起你们在医院时的种种细节，我们仍被你们的故事感动着，并让我们不断省思自己的生活。

我想如果您爱人知道，你们的故事影响并改变着我们，他的生命产生的价值和意义仍在延续，他一定会感到欣慰吧。在院期间，我曾问过您，对爱人的不离不弃，无微不至，您是怎么做到的？您当时回答说，只要有爱就能做到。

我想不是每一个人都能获得爱情，并能够彼此陪伴的。您与爱人之间的爱与不可复制的故事，是您人生巨大的财富，可以支撑和照亮您未来漫长、丰富和充满各种可能性的人生。

在此送上深深的祝福，祝愿您一切都好。

××科护士

2015年6月6日

这封信的原型实际上是来源于普外科，一位癌症脑部转移的患者，在最后衰竭的状态中，他的太太和儿子进行了全程的照顾，真的是无微不至。他们的事迹感动了整个科室的医护人员。我去访谈的时候，内心真的被触动了，当时跟她聊天的过程当中，她说："我现在真得十分珍惜跟丈夫在一起的每一分、每一秒。"

然后聊着聊着我们就谈到，今天发生的故事也可能明天会忘掉。后来她就说，那如果我们能够把今天发生的这些故事记录下来，然后可能在他离开之后，或者在他离开很多年之后，这个记录就可以把她和她爱人之间的故事保留下来。所以她就开始写日记，开始写记录。

那我们想一想，如果有这样一封信出现在这个妻子的手中，会对她的生命起到什么样的作用？

叙事护理 _072

李春：非常春天，非常叙事，大家早晨好。

我们今天最后一次讲治疗文件。

在讲治疗文件的这个过程当中，我们讲过了很多不一样的案例，有的发生在临床，有的发生在咨询室，那么现在我就在想：时代不一样了，那我们可不可以创造性地来使用治疗文件呢？比方说电子邮件、短信、微信，等等。

我们是不是可以在临床当中，使用到这些形式？这可以去探索。

还有就是关于纸质的治疗文件，我们可以给患者家属写一封信，我们可以给他发证书。比方说，我们脑外科的护士，就给他们科的病人发抗癌英雄证书，给他的家属发最佳护理人员这样的证书。

我记得不是特别清楚了，在我们研讨会当中，有各种各样的证书涌现出来。那么除了发证书，发奖状，我们是不是还可以使用各种各样的小红花、便利贴、照片，还有就是我们可以制作一些创造性的，或者有创意性的玩具、玩偶，等等。

我想这个治疗文件本身就是可以丰富多彩的，可以创造性地来使用。

我希望未来在临床中，可以涌现出不同种类的、不同形式的治疗文件。只要它是有益的，它是有帮助的，它是有作用的，那都可以尝试着来做。

叙事护理 _073

李春：非常春天，非常叙事，大家早晨好。

到目前为止我们已经讲完了叙事治疗的五大技巧，现在做一个总结。

叙事治疗的五大技巧分别是：外化、解构、改写、外部见证人和治疗文件。

先说外化，外化实际上就是把问题独立于人之外，人不等于问题，问题才是问题。外化有四个步骤，分别是：问题命名、询问影响、评估影响和论证评估。通过这四个步骤就可以探索到来访者的价值观以及他最看中的东西。

第二个技术是解构，解构实际上就是探索问题背后的社会文化的原因，探索问题的来龙去脉。

这个解构也是一个自身文化的革命,因为这一定会撼动到人们的自我认同。

第三个技术是改写,我们说改写有一个改写图示,它一定是在行为蓝图和认同蓝图之间来回地穿梭,它是一个不断穿梭往来的过程。它是一个长时间的曲折的过程,在探索过程当中去发现例外事件,以及对例外事件的评价,由此构成了新的自我认同。然后把新的自我认同再迁移到现在和未来。

在改写过程当中一个非常重要的技巧,就是重塑对话。

重塑对话包括两个部分:第一个部分就是大人物对来访者产生的影响,第二个部分就是来访者对大人物的生命产生的影响。

那么我们来看,这个图示当中实际上有四个步骤。

第一个步骤,就是询问重要人物对来访者所做出的贡献。第二个步骤,就是我们要去询问,重要人物对来访者所做出的贡献让来访者对自我认同产生了什么样的影响。第三个步骤,就是来访者对重要人物所做出的贡献。第四个步骤,就是来访者对重要人物所做出的贡献,让重要人物对自己的自我认同产生了什么样的影响。

在重塑对话当中,我们强调的重塑是什么?重塑一定是重塑自我认同。

在这里面强调两点:贡献是双向性的,"say hello again"。

以上是改写的部分。

接下来是第四个技术,外部见证人。在外部见证人这部分当中,实际上要讲界定仪式,界定仪式程序由三部分组成,就是叙述、复述和再复述这样一个过程。

外部见证人技术,实际上是发生在复述的这个过程,那么复述过程也有要求。它有五个部分,第一个部分它是去表达,第二个部分是产生的意象,第三个部分是有什么样的共鸣,第四个部分是对他本身的触动,第五个部分是他对来访者的故事仍然感到好奇的部分。所以我们用五个词来总结,就是表达、意象、共鸣、触动和好奇。

最后一个技术就是治疗文件,传统的治疗文件包括奖状、证书、信件。现在还可以创造性地使用一些治疗文件,比方说微信、短信、电子邮件等。所以说,治疗文件可以创造性地来使用。

叙事护理 _074

李春：非常春天，非常叙事，大家早晨好。

我们已经把叙事治疗的技巧全部讲完了，但是大家是否产生了好奇？我们从来没有对"叙事治疗"本身这个词语，有过一个准确的定义。的的确确是，叙事治疗到现在为止，还没有一个完整的定义，它仍然是一个在路上的概念。它仍然是一个在路上的事情，或者说它仍然是一个在发展中的事情，还没有一个完整的准确的定义。

我曾经跟北京林业大学的李明老师和中科院心理研究所的张建新老师进行过沟通。叙事治疗的的确确是没有一个完美准确的定义，但是我现在愿意尝试着把张建新老师自己的一个不算定义的定义，分享给大家。

他说叙事就是讲故事，哲学叙事就是讲每一个人的故事。心理学叙事，就是每个人讲自己的故事。而叙事疗法就是让讲故事的人将故事由内而外地讲出来，将它嵌入到生于斯、长于斯的自然、社会和文化的背景之中，使讲者感觉故事内容能够与其环境勾连、融通起来，从而能因自我理顺而陶醉。

大家看这样的一个描述，是不是比较准确？在此，他强调了自然、社会和文化背景的重要性，以及问题故事与其环境的一个勾连和融通，并因此在未来可以建构出与以往不同的新故事。

这仅仅是一种分享，望大家仁者见仁，智者见智。

叙事护理 _075

李春：非常春天，非常叙事，大家早晨好。

在临床当中使用叙事疗法的咨询师，怎么看叙事疗法呢？或者他们对叙事疗法有什么样的体验和感悟呢?

有的咨询师就这样进行了总结,说叙事疗法的本质,就是从例外事件发展丰富生活故事。咨询师所有预计都是错误的,这个正是叙事的魅力所在。来访者在咨询中所展开的新的旅程,是咨询师无法预测的。叙事疗法无章可循,常常混杂在一起,真的不是一个有序的菜谱。叙事疗法的各个步骤之间,没有明显的界限,就是一个见招拆招的过程。

确确实实在我做临床咨询的过程当中,来访者带给我的体验,常常是让我感觉到惊诧,或者是在意料之外的。

甚至是对相同症状的来访者,他们所描述的根源,他们的未来故事都是不一样的,这也就是叙事的魅力所在。每一个人都是不同的,每一个人写故事的方式也是不一样的。

那么,由此延伸到我们的临床当中,用叙事的理念去工作的时候,每一个护士所创造的叙事护理的方式都是不同的。可以说对每一个患者,每一个护士手里都会有一种独特的叙事护理的方法,那我们就会呈现出一个"百花齐放,百家争鸣"的状态!

叙事护理 _076

李春: 非常春天, 非常叙事, 大家早晨好。

在录制微课的过程当中,我观察到一个非常有趣的现象。

因为种种原因,不是每一次都能录成功,有时候一个故事会反反复复地录,直到满意为止。因为没有讲稿,我就发现,每录一次,即使讲同样的内容,或者有时候讲我自己亲自做的案例,每一次讲出来的这些内容都是不一样的。

如果你仔细去听,每一次讲出来的东西都不相同,甚至你听上去会是一个不一样的故事。

这就让我去反思语言的力量,这也是叙事的魅力。

也就是说，可能每一个故事，它都有一定的素材或者是一定的原料，装在一个巨大的袋子里面。这个袋子里面装的，都是人生事件的所有素材。

当我们每一次讲故事的时候，就随机从这个袋子里面拿东西。那我心里知道，我就是从这个袋子里拿东西，我就是在讲这个故事。我讲的故事就是同一个故事，我内心是知道的。可是我随机选出来的这个素材所构成的故事，对于听者来说，它的意义是不一样的。或者他所听到东西，似乎就不是同一个故事。

这就是叙事有趣的地方。来访者来到我们跟前，或者患者来到我们面前，每个人都背着这样的一个口袋。或者说，他每一次讲故事的时候，他从同一个口袋里所掏出的原料拼凑成的故事是不一样的。

就如同，我们家里有五谷杂粮，每一种粮食装在不同的筐子里。我每一次煮饭，就随机从不同的筐子里取米来煮饭，那么煮出来的饭就是不一样的，这就变得非常有趣。所以我们就要关注到，那些没有讲出的故事，那些没有讲出的素材，这就是叙事需要我们去做的一个最重要的内容，就是要倾听那些没有讲出的故事，要倾听那些没有讲出的素材，要关注那些平时没有意识到的内容，这是很有趣的。

第二点，我观察到个人的记忆挺有趣的。

我曾经读过一本书叫作《他们知道我来过》，这是一个叫张大佑的人写的。他到养老院去做义工，他发现很多老人到晚年的时候记忆力衰退，可能只记住人生中比较重要的那几个人和那几件事。可是当他们在描述事件的时候，因为遗忘了，那么故事与故事之间就会有空白，他们就会编造一些故事出来去填补那些空白。所以说，可能每一次讲他们自己人生故事的时候，他们讲的内容都不一样。

这又让我联想到两位大师，一位是欧文·亚龙大师，另一位是海灵格大师，海灵格大师是做家庭系统排列的。他们去讲他们的生平故事的时候，每一个人每一次讲出的故事都略有差异。有的人就会开玩笑说，你们讲故事为什么每次都不一样呢？海灵格大师回应说："如果我们讲出的故事都一样，那多没趣。"

记忆确确实实有时候会有选择性，它可能不是刻意地编造一些内容去进行填补，它可能是自然而然就会去建构一些东西，去填补那些空白。

再有一个记忆非常有意思的事情，就是它可能会移花接木。

它可能把发生在另外一个人身上的故事情节，迁移到这个人的故事情节当中去。欧文·亚龙大师写过一部小说，小说的名字我记不清楚了。这部小说中曾经有这样一段描述，就是夫妻两个人准备去度假，这是他们金婚的一个度假，这个男士反反复复在勾勒回忆着他们度假的这个场景，因为那是他们年轻的时候曾经去过的地方，那当他们到了那个地方，这个男士跟他的妻子不断地去聊，不断地去回忆当初的那个场景的时候，他妻子的表态和回应就跟他预期的不一样。后来他才知道，他讲的这段故事，不是跟他现任妻子的故事，而是跟他前女友的故事。这让这位男士觉得非常尴尬。

而且，顿时他就觉得活得挺没意思的。他不仅仅是失去了这段记忆，而且他失去了恰恰是他认为最美好的值得回忆的生活，因为他一直觉得这个事情，是他跟现任妻子之间发生的事情。那他整个人生故事就得打乱了，就崩溃掉了。

这就提示我们，在临床中与患者和家属的互动过程中，有时候他们所叙述的故事前后不一致，有可能并非是刻意移花接木或张冠李戴。但叙事的方式和内容，从某种程度上映射出人们内心的渴望和期待。如果我们能够去细细体会这种差异性叙述背后的渴望与期待，与患者和家属对话的空间就会被打开。

叙事护理 _077

李春：非常春天，非常叙事，大家早晨好。

今天开始我们要讲一讲第五部分，我们的叙事。也就是讲一讲在一年的叙事护理探索和实践当中，我们发生了哪些不一样的故事。这些故事都是在研讨会上，由护士和护士长所汇报的一些个案交流，或者是所分享的一些故事组成。

那么由于前面我提到的故事选取的随机性和记忆的这种模糊性，我在讲述故事的过程当中，可能与原来这个故事的提供者所讲的故事会略有不同。这也请大家能够理解,这不是我刻意按照叙事的原则和结构来改造的故事。

那的的确确就是在此时此刻,我来汇报的时候,我来讲述的时候,我选择用这个方式来讲这样一个故事,它并非是刻意制造出来的。

那我们来从四个方面讲,分别是护士与患者之间的故事,护士与家人之间的故事,护士与同事和下属之间的故事,以及护士与自己的故事,也就是自我的对话部分。

今天我就讲一个护士与患者之间的故事。

有一个糖尿病患者,8岁,住在儿科,她来的时候酮症酸中毒,她是一个I型糖尿病患者。因为不按时吃药,不遵守饮食的要求,来到医院里进行治疗。治疗初期,这个孩子意识非常萎靡,衣服也不整齐,头发乱糟糟的,粘在一起。

护士长查房的时候就问她:"你不太开心?"

她说:"我有病,我是病人,我妈妈说治不好。"

护士长说:"你得什么病了?"

她说:"我有糖尿病?"

护士长问她说:"你喜欢糖尿病吗?"

她说:"我不喜欢,你喜欢吗?"她就斜着眼睛看护士长。

护士长说:"我也不喜欢,但是我们俩可以商量商量,怎么把糖尿病赶跑。"

小女孩的眼睛就亮了,说:"真的吗?"

护士长说:"真的。"

有一天下午,护士长就拿了一张纸跟她讲,说为什么她会得糖尿病呢?是因为她的体内有一个不听话的血糖在捣蛋。可是血糖有的时候是听话的,有的时候是不听话的。

这个治疗文件我在前面已经跟大家分享过了,就是列出两列,血糖听话的时候怎样,不听话的时候怎样。

血糖听话的时候是:听妈妈的话,妈妈让吃多少就吃多少。吃完饭能够定期的去做运动,能够遛弯。还有一个就是不偷吃糖果,不偷吃糕点的时候。

那相反,如果不遵守妈妈的要求,吃饭吃多了,然后不做运动,也不遛弯,最重要的还是偷吃糖果偷吃糕点的时候,这个血糖它就不听话。

那这个单子列出来之后，非常奇怪，小女孩的行为就发生了变化，她由原来的偷吃糖果、不运动，就自动地转化成能按照妈妈的要求去吃饭，而且定时去遛弯，最有意思的是她把原来藏的糖果交给了妈妈。

我们大家都知道，每个孩子都爱吃糖。恰恰是因为禁止她吃糖，不让她吃糖的这种禁止的行为，让她对糖果和糕点有了更多、更深的渴望。所以，她平时才会把糖和糕点藏在家人找不到的地方。

那她主动把糖果和糕点交出来的行为，让妈妈感觉到意外。那她从一个不遵守约定的孩子，变成了一个自动控制自己行为的孩子。

她8岁了，该到上学的年龄了，但是由于她的疾病，她根本没有能力去上学。可是她特别喜欢上学，而且她特别想长大了之后当老师。那护士长跟她讲，你现在就可以当老师，你可以教你的血糖，你可以教会血糖听话。

护士长跟她讲，每天测血糖，测血糖的值有一个范围。在那个范围之内，就说明血糖是听话的；如果超过那个范围，说明血糖没听话。以前，她是一测血糖、一扎针，肯定逃跑。

后来，她知道自己可以做老师了，就主动配合护士来测血糖。护士长跟她有一个约定，就是第二天早晨汇报血糖值，如果前一天的血糖是正常的，护士长就奖励她一根红蓝铅笔。那我们医院现在都已经无纸化办公了，全部都是信息系统来操作，所以库房里的那些红蓝铅笔，实际也就没有价值，没有用了。对于我们来说没有用的东西，奖励给这个孩子，它的价值和意义是无法比拟的。大家想一下，当这个孩子拿到第一根红蓝铅笔的时候，这就意味着她具有了掌控她人生命运的能力。

当这个孩子拿到7根红蓝铅笔之后，她就出院了。

一个月以后护士长电话回访，孩子的妈妈特别感动，说回家之后这孩子非常听话，能够主动服药，按时去运动，能够控制自己的行为。最重要的是她已经爱美了，学会了梳头发，洗衣服，把衣服弄得干干净净的。还有很重要的一点，她把书包收拾好了，要去上学了。

这个孩子遇到了一个会叙事的护士长，如果设想她遇到一个不会叙事的护士长，或者遇到一个不会叙事的护士，那么护士肯定是按照正常的要求，完成必要的护理操作和治疗, 那也没有错。

我们说会叙事的护士和不会叙事的护士, 带给患者的是不一样的命运。那恰恰是因为这个小女孩, 与这个会叙事的护士长的相遇, 导致了她未来人生命运的变化。恰恰是这个护士长的叙事能力, 改变了这个小女孩一生的命运。

其实我们护士与病人、与病人家属的每一次相遇, 都是与患者生命的一个相遇, 在这种相遇的过程中, 我们可以建构出患者不一样的生命故事。那就要看我们叙事的能力有多高了。

叙事护理 _078

李春: 非常春天, 非常叙事, 大家早晨好。

今天要分享的故事, 是普外科的一个肿瘤患者, 做完手术之后进行化疗的故事。我以前举例时曾提到过这个故事。

这个阿姨是一个乳腺癌术后患者, 做了第五次化疗。做完化疗的时候她就在犹豫, 要不要做第六次化疗。本来预计是要做六次化疗, 这是医生给她制订的化疗方案。确确实实化疗的过程给她带来了很多的副作用, 让她觉得很难受。她就在犹豫, 第六次化疗做还是不做? 护士长查房时护士跟她聊起这个患者的状态。患者跟护士说过, 她正在犹豫的过程当中, 不知道是做合适还是不做合适。

然后护士长就问了患者一句话, 说: "你试想一下, 做完第六次化疗的你, 对今天的自己最大的感谢是什么?"

那位患者想了想, 她说: "我觉得人生就完美了, 那今天我受的所有的苦都是值得的。"突然间她就笑了, 她跟护士长说: "你不用操心了, 第六次化疗我要做。"

那么你看, 我们的护士长没有跟她说你一定要去做第六次化疗, 如果你不做第六次化疗,你就会前功尽弃,你就会如何如何如何,护士长也没有运用全部的外化、解构、改写、外部见证人和治疗文件等技术。她没有全套地拿来用,只是带着叙事的精神,用叙事的这种问话,仅仅是一句话就改变了患者,或者是决定了患者做出了要做第六次化疗这样一个选择。

所以我们看到,技巧是重要的,但是更重要的是带着这种叙事的精神,带着叙事的这种问话,去陪伴患者,去陪伴家属,他们自然而然地会产生出、建构出属于他们自己期待的人生故事。

叙事护理 _079

李春:非常春天,非常叙事,大家早晨好。

今天分享一个小故事。这是消化科的一个病人,他是一个溃疡性结肠炎患者,即将出院。

在出院之前,这是护士长跟患者之间进行的一个健康宣教,那么在外化的过程当中,这个病人给他的疾病起了一个名字叫"溃姐",溃疡性结肠炎的那个"溃",姐姐的"姐"。我们一般把溃疡性结肠炎简称为"溃结",但是他把它外化成一个人叫"溃姐"。

护士长就跟他探讨,出院之后,你如何做能让"溃姐"远离你?你如何做让"溃姐"返回来找你的毛病?

那个病人就跟护士长讲了:"出院以后,首先,我得坚持吃药,我得听医生的话,我得坚持按疗程吃药。

"第二点,就是我不能感冒,我也不能发烧。我一定锻炼身体不能感冒,不能发烧。

"第三点,就是不能吃有刺激性的食物,如辣椒等。

"第四点,就是不能太累,劳逸结合,好好休息。

"还有呢,就是不能着急,不能有精神刺激。如果压力特别大,老想着去上班,不行。我特别着急的这种情况下,可能那个'溃姐'又会返回来找我了。"

那在整个宣教的过程当中,患者自己总结了这几个方面,这分别是治疗、休息、饮食、精神压力、预防感冒这五个方面。他自己进行了记录,那我们想,他自己写出来的东西,出院后会不会更容易去执行?

我们来看,这非常符合叙事的精神。就是我们并不是想把这个"溃姐"排除在患者的生命之外,我们知道溃疡性结肠炎是很难治愈的,那么护士长跟患者探讨的是,如何让他跟"溃姐"保持合适的距离。

如何能够用合理的行为,能够让"溃姐"离他的距离比较远,或者是让这个"溃姐"能够较少地来找他的麻烦。

在我们临床治疗当中,实际上有很多疾病是不能治愈,也不能根除的。在这种状态下,我们要抱着一种叙事精神,或者一颗叙事的心,去跟患者和家属探讨,用什么样的方式,才能跟这个疾病搞好关系。

搞好关系的问题,实际上就是怎样让人和疾病保持在合适的距离,用什么样的方式让人和疾病处好关系。

护士和患者一起去进行疾病与人的关系和相处方式的探索,要从这样一个看法和角度出发。

叙事护理 _080

李春:非常春天,非常叙事,大家早晨好。

下面我们分享第二部分的内容,就是与家人关系的变化。

首先,我讲一个故事,就是与丈夫关系的变化。

在初期的研讨会上,有一位护士长讲了这样一个故事。有一天早晨,在丈夫出门前,丈夫已经穿好衣服,准备穿鞋子了。

护士长说:"我想跟你说一句话。"

丈夫说:"你说什么说,你不就是医院的那点破事吗?除了你工作忙,你工作累,你这个那个,你不就这点烂事吗?"然后她丈夫就开始训她,训了足有十多分钟,穿上鞋子就走人了。

这个护士长讲:"要是我没有学叙事之前,我一定把他拉回来,一定要反击回去。不管用多长时间,总之我这口恶气要出了为止,一直要说痛快了,说透了为止,我才能让他去上班。我才不管他迟到不迟到呢!"

她说:"可是这一天我就在想,我学叙事了,我不能再这样。"

等到晚上她丈夫回来了,吃完晚饭,她把家里收拾好。然后,她给他丈夫泡了一杯茶。这是他们结婚之后,她给他泡的第一杯茶。她将茶杯端到卧室,放在床头柜上。

她跟丈夫讲:"老公啊,其实我早晨想跟你说的事是,你看我当护士长这么多年了,我每天工作都特别的忙,就像一个旋转的陀螺一样,永远没有自己的时间。实际上,我特别希望每天能够有十五分钟或者半个小时的时间属于我自己,我也看看书,我也能够学习学习,提高提高。"

他丈夫一听,就特别感动,把她抱在怀里说:"老婆,你放心,以后我肯定每天下班早点回家,我接孩子、洗衣服、做饭,我多干家务,保证你有时间读书学习。"

这个护士长说:"我用了十几年与他对抗的方式,没有获得的结果,我用一杯茶就换回来了。"

那在现场我们讨论说:"你用到的是哪一种叙事的精神,得到了这样的一个你期待的结果?"

她说:"那就是尊重啊!你们讲到了叙事的精神是尊重、谦卑和好奇,我都没有用谦卑和好奇,我只用了尊重这个方式。我给他倒了一杯茶,就换来了我想要的这个结果。"

所以我们看,当我们抱着这种尊重的心态,去跟别人沟通的时候,我们产生的语言都会不一样,我们的态度也不一样。

可能我们不仅仅是说话的内容变了,最重要的是我们附带的语音、语调,我们的身体语言,我们的姿态都变了。

这就是当我们有了叙事的理念之后,我们就会有不同的情绪,并进而引发不同的行为。

叙事护理 _081

李春：非常春天，非常叙事，大家早晨好。

今天我要跟大家分享一个母亲与孩子之间发生的故事。

这个母亲是一位要求非常严格的护士长，她的孩子正上初中，是一个非常聪明的男孩，但是也特别活跃，成绩起伏不定。

结果有一次，孩子期中考试考得不好。这个妈妈接孩子回家，开车回家的路上，就一句话也没有说。

那孩子就问："妈，你今天怎么没有骂我啊？"

护士长说："我为什么要骂你？"

孩子说："因为我没有考好。"

护士长说："你也认为自己没有考好，是吗？那你认为什么样的状态是考好了呢？"

这孩子就开始讲："我至少数学应该达到多少分，我才是考好了。我英语达到多少分，才是考好了。"

护士长就问他说："那怎么做你才能够达到那样好呢？假如下一次期末考试的时候，你怎么做才能够达到你预期的那样好呢？"

那孩子就开始讲："数学我应该多做题，多认真一点儿，如何如何。那关于英语呢，怎么能够学好呢？怎么能够达到预期的那个成绩呢？他自说自话，制订了学习的策略。"

从那次谈话以后，这个男孩的行为就开始变化了。

他以前写作业都要催着，甚至追着问。这个谈话之后，他写作业再不用妈妈管了。

那就是因为这个护士长学到了叙事的理念，然后用叙事的理念去陪伴孩子，让孩子能够去改写他原来的故事，变成他自己期待中的一个人。

叙事护理 _082

李春：非常春天，非常叙事，大家早晨好。

今天我仍然要分享一个故事，这个故事是发生在我身上的故事，也就是发生在我跟我儿子之间的故事。这是儿子高考之前二模考试的时候，发生的一件事情。

有一天晚上我去散步，我是非常有规律的，每天晚上去散步。等我回到家里时，我发现家里一片狼藉，为什么叫一片狼藉呢？我的书，我正在读的那些书被菜刀剁得稀巴烂，菜板被剁掉了，板凳被剁掉了，椅子被剁掉了，总之是一片狼藉。

我看到这种状态就有点惊讶，不知道发生了什么事情。但我很快联想到，那是他二模考试出分的那一天。我看到这种状态，心里大概有了数。儿子就在他房间里。

我就跟他讲："儿子，妈妈不愿意看到这种状态。这样吧，你先收拾一下'战场'，妈妈去洗澡，洗完澡咱们聊聊。"

在洗澡的过程当中我就在思考，我如何跟儿子叙事。等我出来之后，就发现他已经把"战场"收拾干净了。

我就跟他说："我从这种状态里，猜测可能你考得不好，我看见了你对自己的成绩可能不满意。你愿不愿意跟我聊聊，我们看看怎么能够在剩下的时间里，达到自己想要的那个预期，或者达到让自己满意的那个程度。"

我们娘俩儿躺在床上开始聊，他开始分析，他的哪一门功课是什么样子的。比方说他的历史的某一点，还是需要老师来辅导的；他的语文的古文部分，是需要来辅导的；地理的岩石圈部分需要补课；英语的语法部分需要加强。

我听他一门一门进行了分析之后，这个孩子一下子就变得轻松了。

他就搂着我的脖子，说："妈，你放心吧，我知道我问题出在哪里了，我会好好努力的。"

第二天晚上回到家，儿子就主动到我房间里跟我聊。

他说："妈妈你知道吗，今天老师给我们全体学生开会了，老师发飙了。老师特别生气，对我们全班同学的考试成绩都不满意。幸亏你昨天跟我聊过了，我知道我未来该怎么办了。"

我就问他："你们老师说话跟妈妈说话有什么不一样吗？"

他说："老师跟我们的这种沟通方式，是让我们在恐惧当中更恐惧，在迷茫之中更迷茫。"

他说："幸亏昨天您跟我聊完了之后，我知道了我学习的方向。"

那我心里就暗暗地想，这就是会叙事和不会叙事的差别吧。

我们的老师是不是都应该来学叙事呢？

叙事护理 _083

李春：非常春天，非常叙事，大家早晨好。

讲到这里我似乎有需要来讲一讲，就是会叙事和不会叙事的差别到底在哪儿？

会叙事的人就掌握了叙事治疗的核心理念，即前面提到的那五点。

人不等于问题，问题才是问题。也就是说分数是分数，孩子是孩子。最重要的是，我们要跟孩子一起，去解决分数的问题。或者，疾病才是问题，人不是问题。我们要和这个患者一起去面对那个疾病。

第二点就是，每一个人都是自己问题的专家。我们说了两个孩子的案例，非常好地说明谁对自己的考试成绩和学习状态最清楚，那只有他们自己啊。所以他们是自己问题的专家，或者他们是自己学习的专家，或者他们是那个自身疾病的专家。比方说这两个孩子，自己最知道，自己的学习哪一部分是薄弱的，自己的学习哪一部分是要加强的；有哪些问题可以自己搞定，有哪些问题自己搞不定，必须借助于外部资源,借助于外部老师辅导。那么家长只要给他们提供需要外部辅导的那一部分就够了,那就是需要家长支持的部分。剩下的问题靠他们自己去搞定。

第三点就是,每一个人都是有资源和能力的。会叙事的人就相信孩子自己有能力,有资源,是可以用的。那不会叙事的人,就认为他们没有办法,没有能力,自己搞不定。

第四点就是,每一个人都是自己生命的作者。从这两个孩子身上就看到了,其实他们是对自己有美好的期待的。只要是通过会叙事的人对他们的陪伴,帮他们梳理出怎样去面对问题,让他们能够梳理出面对问题的方法和路径,他们一定会成为自己生命的作者,一定能够按照他们铺设和预想的路径,往前去构建他们的人生故事。

第五点就是,问题不会百分之百地操纵人。他们的分数会操纵他们一生吗?不会的! 他们的哪一门功课差了,天就塌了吗? 没有!

所以我们会叙事的人,会紧紧地掌握住叙事治疗的核心理念。当我们掌握了这个叙事治疗的核心理念,无论是自己面对问题,周围的人面对问题,还是来访者面对问题的时候,我们就会看到去构建出不一样的新故事的可能性。

叙事护理 _084

李春: 非常春天,非常叙事,大家早晨好。

今天我们要聊一聊第三部分的内容,就是与同事之间,或者是与下属之间的关系的变化。

我先讲一件自己亲身经历的事情。这是一个新任的护士长和我之间的一段对话。

我就问她:"最近状态怎么样?"

她说:"还好吧,科里的状态还算稳定,工作能够按部就班地进行。因为新搬了病区嘛，科里的护士又经过了重新组合，在这种状态下，能够在短期之内正常开展工作，不出差错，已经是非常不容易的事情了。"

她又说："其实我跟我们科的老护士相处的过程当中，我内心还是有些胆怯的。我不知道该怎么去管，不知道能不能管好。"

那我就让她描述一下，"你觉得你现在这种状态像什么，如果你给它起一个名字，你觉得应叫什么？"

她说："有时候我思考这种关系的时候，我就觉得似乎我前进的道路上有一块大石头。"

我就问她说："那你的决定是想背着石头一起走，还是绕过石头往前走？"

她考虑了一会儿，说："那我还是应该绕过石头往前走。因为我背石头是背不动的。"

我随后问了另外一句话："设想五年以后你会是一个什么样子的护士长？尽可能想得细一点。"

她说："我从来没有考虑过这个问题，但是我想我肯定会成为一个好护士长吧。"

我说："那好护士长应该是怎么定义的呢？什么样的护士长是一个好护士长呢？"

她说："那至少在某一方面，在某一点上，应该干得挺好的。别人要是说起我来，应该说她那点干得挺不错的。"

那我又问她说："怎么样才能于某一个点上在这个医院里干到第一的水平？如果想在某一个点上，在五年之后干到第一的水平，那你今天应该干什么呢？"

这一次护士长进入了沉思："我从来没想过这样的问题。那我回去要好好想一想，应该怎么办。"

那就请大家来思考一下，一个知道了自己五年后是什么样子的人，和一个根本就不知道五年后自己想要成为什么样子的人，她在行为上会一样吗？

我曾经读过周迅写过的一篇文章，文中说：

因为她很机灵，很年轻的时候就出名了，自己似乎也随遇而安、信马由缰地生活着。

有一天她的一个老师就跟她讲，十年之后的你是什么样子？

她就开始描述，那十年以后的我，应该出一张唱片吧。我应该拍过什么电影，我应该怎么样怎么样。

老师就跟她讲，如果你想做成那些事，你把时间倒过来排，那你今天应该干什么？

正是因为老师这样的一个对话，那她十年后的那一年，她果真出了一张属于自己的专辑。

在事后回忆起来的时候，她认为正是跟老师的这个谈话，改变了她人生的命运。

那这里我要谈的是，我们如何用叙事的精神去看待未来。如果我们知道，我们的未来生活是什么样子，我们就会朝着那个方向去建构。就像我以前提到的，那个恶性黑色素瘤患者的家庭所构建的那张沙盘图一样。那个沙盘恰恰就是他们未来的家庭的一个远景规划，或者叫作蓝图，他们恰恰就是按照那样一个远景规划，去构建一个属于自己家庭的故事。

这就涉及另外一个话题，就是如何用叙事的方式，来开展职业生涯规划。

叙事护理 _085

李春：非常春天，非常叙事，大家早晨好。

今天再讲一个与同事之间关系的改变。我们搬入了新的外科楼以后，各科的护士经过了重新调整和组合。我们在门诊的一些老护士也回到了病房，下面就是发生在护士长和老护士之间的对话。

这个老护士回到病房以后就闷闷不乐。

护士长就问她说："姐姐你最近不开心啊？"

她回答说："我能开心吗？我好不容易出了病房，在非临床干了几年，现在又遇到医院的变革，我又被弄回到病房来了，我能开心吗？我这不是又跳到井里来了吗，又跳到这个火坑里来了吗？"

护士长就问她说："你以前有没有经历过，类似这样不舒服的一种状态？这种感觉以前有吗？"

她说："有。那是我妈妈去世的时候。"

护士长就问她说："那你在你妈妈去世之后那段日子，那么难，你是怎么过来的？"

然后，她就开始跟这个护士长讲她是怎么过来的。她织毛衣，给家里所有的人每人织件毛衣。还有她做过一些什么事情，家里人是怎么陪伴她过来的。讲着讲着，她说："其实事情随着时间的进展，它总会过去的，事情总会过去的。"后来她就谈到："我现在又回到科里来，又回到病房里来之后，家里人对我还是挺支持的。尤其是我女儿，对我特别照顾，真是无微不至、嘘寒问暖。"

护士长知道，她对女儿特别好，她女儿培养得特别成功，那简直是教女有方，这在科里是众人皆知的。

护士长明白，只要说到她女儿就能打开对话的空间，于是就跟她聊她女儿，说："你把女儿教育得那么好，对你的女儿投入那么多，大家都说你教女有方，那你是怎么做到的？"

这个护士就特别高兴，她就开始聊她是怎么教育女儿的，是如何如何，采用了什么样的策略，慢慢陪着孩子长大的。

护士长就问她："你对女儿这么好，你用这样的方式培养孩子长大，那通过这件事你怎么看你自己？"

她说："我觉得，我这个人遇事还挺想得开的，遇到大事不糊涂，而且我也挺有耐力，有时候我也挺能忍耐的。"

那护士长就问她说："你遇到大事也不糊涂，你又有耐力又有智慧，那你如何看待今天这种状态？"

她说："其实今天这种状态吧，也很快就能过去，不会永远持续着，很快就过去了。"她又说："我这一段时间，在科里面心情不太好，跟大家相处得也不好，以后我就多做点让大家高兴的事，然后就能慢慢跟大家相处好。"她还说："没事，你放心吧，哪天我请大家吃顿饭。"

大家看, 这是同事和同事之间发生的真实的对话方式。

我们看这段对话, 真是运用了改写的整个路径。就是从现在这个点开始, 她对自己有一个什么样的认同, 然后慢慢往前倒, 她母亲去世的时候让她产生的一个自我认同, 她对女儿的培养过程当中, 让她产生的一个自我认同, 把这些自我认同加起来。把这些例外事件产生的自我认同加起来迁移回现在, 带着那些自我认同来看现在换科室的这样一个事, 然后再迁移到未来。

这就是我们看到的对话, 这段对话还是很有叙事套路的。

叙事护理 _086

李春: 非常春天, 非常叙事, 大家早晨好。

今天我讲第四部分的内容, 就是与自己的关系, 那也就是一个自我的对话。这也是一个研讨会上汇报的, 讲的是一位护士长自己与自己之间的对话。

搬完新楼之后, 不仅是护士累, 其实护士长也累, 这一段时间她自己内心也很烦, 于是她坐下来拿一张纸开始写。

她说, 最近有点烦。

"她"说, 那你给那个烦命一个名, 你觉得那个烦像什么?

她说, 那个烦简直就像一个鬼, 在后面老追着我跑。

"她"说, 那你看看那个鬼是由什么组成的?

她说, 其实它有好多内容。比方说没有呼吸机, 科里护士少, 有的护士还要回家, 还有绩效考核的事。

"她"说, 那你再仔细看看它, 哪一部分是最重要的, 哪一部分是长得最丑的、最吓人的?

她说: "那就是绩效考核的那一部分。"因为科室重新组合之后, 又有一些新的成员加入。我们知道护理部负责全院奖金的分配, 可是到科里之后还要进行二次分配。然后她就想: "如果我要是把这个绩效考核的问题解决了, 那个鬼就变得没那么可怕了,事情好像也就没有那么烦了。"于是,她就坐下来,拿出一张纸,开始制订科里的绩效考核方案。

这个事情虽然很简单,看上去并不那么叙事化,但是我们从这里也可看到,如果我们能用叙事的方式去做自我对话,就会改写自我的人生故事。

我觉得这是一件非常有意义的事情,很多沙龙和培训班,关注点就是自我认识、自我探索、自我认知、自我成长。张德芬曾经写过一本书叫作《遇见未知的自己》,实际上就是说,只有我们在了解自己的状态下,在能够了解自己、熟悉自己、探索自己的状态下,才能够与周围的人相处好。

张德芬老师的这本书里面有一句话:"亲爱的,外边没有别人,只有你自己。只有当我们把自己搞清楚之后,我们才能搞清楚别人。"自我探索、自我认知、自我对话的过程是非常有用,也非常值得我们去探索的一个过程。

在自我探索的过程当中,我们知道有一个非常有效的方式,那就是自由书写。语言说出来是有力量的,那语言被书写出来,是一种更有力量的方式。书写本身,就是一种外化。让问题外化于我们之外,让我们产生位移感,能让我们更好地看到问题。

台湾的周志建老师写了一本书叫作《故事的疗愈力量》,其中就大篇幅地提到自由书写的魅力。如果大家有时间,建议大家读一下,是很有趣,也是很有用的。

叙事护理 _087

李春:非常春天,非常叙事,大家早晨好。

我们分享完在医院里发生的这些故事之后,我们可以看到,叙事的精神和叙事的理念,给患者、护士、护士的家人所带来的变化。

会叙事的护士,她不仅可以疗愈患者、亲密家人、关爱朋友,也能够自我聊愈、自我激励。

那我想问:"我们医院的管理者、我们的护士长、我们的护士,这是我们所期待的一种状态吗?我们想成为这样的人吗?"

其实在我们的生活中,不仅护士长是管理者,我们每一个人都是管理者。管理科室里的这些病人,真的很重要。但是管理自己的人生是更重要的大事。当我们能够用叙事的理念来管理自己,管理自己的人生,管理自己的家庭,管理自己的科室,管理自己的团队的时候,我们会构建出完全不一样的故事。

我曾经这样解释叙事护理,即把叙事的精神用于临床护理当中去。那现在我们看到了,叙事理念是远远要大于临床护理这个理念的。叙事的理念,不仅仅可以用于临床护理当中,还可以用在我们的学习当中,工作当中;可以用在亲子关系上,可以用在夫妻关系上,可以用在自我成长,等等。

在我们做叙事护理的过程当中,有一个职能科室的主任,他几乎是全程参加我们的培训。

他发出了这样的感慨:叙事真的是一个好东西,它不仅对工作有用,对护士有用,对护士的家庭有用,而且对其他各行各业的人都有用。

因为每一个人,每一天的每时每刻都在建构自己的人生故事。如果我们有了叙事的理念,我们就可以倒到过去,找到自己的例外事件,然后改变自我认知,同时迁移回现在,解决现在所面临的问题,并去建构美好的未来。

叙事护理 _088

李春:非常春天,非常叙事,大家早晨好。

今天我来解答一个曾经被反反复复提问过的问题,那就是我们学了叙事,一切就都变好了吗?我们学了叙事,就可以解决我们护理工作当中,解决我们人生当中所有的问题吗?

我真的不敢说。

曾经一个外院的护士长问过我这样的问题:医院规定ICU的患者家属是不能探视的,可是家属特别想去探视,你如果不让他去探视,那么他就会跟你发脾气，或者会有冲突，那我们该怎么办呢？让他进去还是不让他进去呢？

如果我用叙事的理念就会这样问，在你当ICU护士这么长时间里，你已经积累了非常丰富的如何去把控制度和人情之间的平衡的经验。那有没有哪一次，你处理得特别好，你觉得患者满意，家属也满意，自己也满意，医生也满意的这种状态？

护士长会说，有。

我说，那我们看看，你是怎么做到的？

然后她就会讲她怎么做到的。

我接着问，如果我们再做那些改变，我们可以把这个工作做得更好，我们就会发展出哪些更多更优良的策略来？

但是，我们无法跟大家讲，制度和人情之间你要去偏废哪一个，你要打破制度吗？你还是不要人性化？那么我们就带着叙事的理念去探索，你在你的生命经验过程中，你自己对自己满意的那一部分，以及你怎么做，才能够朝向更好的那个期待去迈进。

其实在我们临床护理当中，包括我们人生当中，有很多东西是我们无法避免的，比方说疾病、死亡。或者是医院的一些规章制度，也是我们无法回避和逃脱的，是必须去面对的问题。

我特别喜欢一句话：用勇气去改变可以改变的，用胸怀去接受不能改变的，用智慧去分辨二者的区别。有一些东西我们确实不能改变，但我们可以改变的可能是当事人的感受、情绪和他的一种体验。

我在这特别愿意给大家介绍一本书，这本书叫作《活出生命的意义》。书的作者维克多·弗兰克尔，他是一位著名的心理学家，他可以说是20世纪的一个奇迹。因为他是犹太人，被关进了奥斯维辛集中营，他的父母、哥哥、妻子都死在毒气室，只有他和他的妹妹幸存下来。

在奥斯维辛集中营的经历中，他感受到了人的生命是非常奇特的，很多人被关进了毒气室，这时面临的唯一道路就是死亡。他看到人们走向毒气室的态度是不一样的。奥斯维辛集中营不仅仅有毒气室，还有面带微笑，口中默诵着上帝或圣母玛丽亚，径直走向毒气室的人。他的感受是，当我们遭遇了命运的不公，遭遇了一些灾难，当这些灾难把我们剥夺得一无所有的时候，其实我们至少还剩下一种自由,那种自由是别人剥夺不了的。那就是我们面对灾难时选择态度和行为方式的自由,这是我们可以进行选择的。

维克多·弗兰克尔,他真的是创造了20世纪的奇迹。他把他的牢狱生活与学术结合起来,他不仅度过了艰难的九死一生的牢狱生活,而且在学术上创立了"意义疗法"。他在67岁的时候学会开飞机,在80岁的时候登上了阿尔卑斯山。

我想,其实人生中有很多很多的可能性,是我们可以去探索和开发的。但是有一些东西,我们却确实不能避免,也无法逃避。当我们去面对无法逃避的困难和事情的时候,我们至少还剩下一种选择,那就是态度。

这也是我们在跟患者互动的过程当中,可以传递给患者的一种理念。

叙事护理 _089

李春:非常春天,非常叙事,大家早晨好。

我们说学叙事,叙事不会解决所有的问题。但是叙事的确会让我们改变面对故事的态度、体验和情绪。有的人问我,你这个叙事护理怎么才能学好?是不是听了微课,听完之后我们大家都会叙事了?

真的不是这样,理论就是理论,如果你不用它,那叙事就还待在原处,它跟你产生不了关系,所以叙事护理一定是要拿来用的。

吴熙娟老师曾经说过一句话:"我们要浸泡在叙事的海洋当中。"她强调"浸泡"两个字,就是你不断地浸泡在这种状态里面,在这样的环境里不断地去渲染,慢慢地你就拥有了叙事的精神,你就会叙事了。

这让我联想到,在我们中国北方一个风俗,就是每到冬天腊八的时候泡腊八蒜。我们会把蒜剥好,放在坛子里,放醋、放糖、放盐,然后放在窗台上。随着时间的流逝,慢慢地白色的胖胖的大蒜就会变成翠绿的颜色,这就是时间的力量,这就是浸泡的力量。

学叙事护理,真的没有捷径,欲速则不达。如果泡腊八蒜,把所有的原料都放在一起，让它三天变成腊八蒜，有没有这种速成的办法呢？这是不行的。学叙事也是一样，叙事真的是一个慢功夫。

那在我的眼里，我把人分成了两类人：一类是会叙事的，一类是不会叙事的。这已经超越了叙事治疗本身的含义。

不会叙事的人可能更关注的是物质和外在，比方说钱、车、包、化妆品、眉毛、嘴唇、体重、抽脂、减肥药。有的人可以花13000元去做一个双眼皮，可以花9800元去抽掉腹部的脂肪，但是你让他花3000元钱去参加一个心理沙龙，去读书，去做义工，他觉得这是没有意义的。

那会叙事的人呢，我认为更多的会去关注精神的部分，关注内在的部分，他可能会关注读书、旅行、音乐、跑步、健身、慈善、义工，更多关注的是内心的安宁。可能大家注意到一种现象，就是有的人年轻的时候天生丽质，可是随着年龄的增长，这个人变得越来越老，就像一朵鲜花慢慢地枯萎了，其形态变得越来越枯萎，身形也变得越来越融入人群，不再令人瞩目；其容貌变得丧失了原来的痕迹，以至于变成与自己年轻的时候截然不同的面貌——一种枯萎的面貌。

可是，有的人为什么年轻的时候看上去似乎并不是特别漂亮，也不是特别吸引人，到老了却散发出光彩照人的魅力呢？我最愿意拿奥黛丽·赫本做例子，当然奥黛丽·赫本原本就很美。她拍《罗马假日》的时候，简直是迷倒天下所有的人。可跟她一样美的明星很多，再看看老年的奥黛丽·赫本。她只要坐在那里，你就能体会到平静、安宁、祥和的那种美的力量，确确实实那种美是掩盖不住的。

我们每一个人想成为哪种人呢？你想成为一个会叙事的人，还是一个不会叙事的人，这就变成了我们的一种选择。

叙事护理 _090

李春：非常春天，非常叙事，大家早晨好。

今天我要给大家讲一个技工的故事，发生在美国。有一个黑人已经38岁了，他没有工作，带着孩子流落在街头。他的朋友建议他去参加一个放射科技工的培训，因为他以前有在护士学校学习的背景，但是他没护校毕业。

他说："我太老了，已经38岁了。培训结束我就40岁了。"

他的朋友就跟他说："如果你不去参加培训，两年之后你仍然会40岁。"

他当时就非常受震动，就去参加了培训。

后来，他讲这个故事的时候，他就说自己特别感动，当时朋友们的一句话让他去参加了这个培训，而这个培训改变了他一生的命运，让他能够有稳定的工作，能养活家庭，能够培养孩子。

大家都知道，在美国，如果有一个在医院里上班的稳定职业，是何其幸运的一件事情。

那现在，我们学叙事，实际上学或不学，用或不用，我们都会变老。而学叙事和不学叙事，肯定是不一样的。那么，"学与不学""用与不用"就变成了我们人生的一个选择。

我特别喜欢一句话，分享给大家。德国的存在主义哲学家、神学家、精神病学家雅斯贝尔斯说过：教育是一棵树摇动另外一棵树，一朵云推动另外一朵云，一个灵魂去影响另外一个灵魂。

让我们回到叙事的精神，叙事是我们大家带着尊重、谦卑、好奇的态度来面对每一个生命。我们说只有生命才能进入生命，只有灵魂才能跟灵魂交流。那么我们就会产生疑问：当我们知道了叙事的精神，知道了叙事的理念，培训了叙事的这个技巧之后，我们就真的会叙事吗？我们真的就能够在这样的精神和理念指导下去工作了吗？我说真的不是。首先我们要历练自己的灵魂，或者说我们要历练自己的心灵，历练自己的精神，让我们成为真正具有人文情怀的人。

就像蒋勋老师所说的，只有我们活得像个人，我们才能看到美。那推而广之，只有我们自己活得像个人，我们才能看到人，我们才能看到我们的病人，以人的状态去面对他们。

这就引出一个问题，那就是作为一个医务工作者，作为一个搞心理学的人，我们应该具备什么样的哲学观，应该在什么样的哲学框架下来工作。

叙事护理 _091

李春：非常春天，非常叙事，大家早晨好。

从今天开始我们讲医护人员的哲学观，其实这是非常重要的。我今天讲的这7个哲学观，不是我创造的。这是我国精神分析大师施琪嘉教授的见解。他原本讲的是心理工作者应该具有的哲学观。但是我们大家都知道，在综合医院住院的病人，不仅仅是有躯体的疾病，75%以上的病人或多或少都有心理的问题。也就是说我们的医护人员，不仅仅是跟躯体和疾病打交道，还要跟病人的心理和灵魂打交道。那也就意味着，我们医护人员在某种意义上也是心理工作者，所以也同样应该具备这七个哲学观。

这七个哲学观分别是：

第一，形而上和形而下。

第二，平行关系。

第三，形式大于内容。

第四，极性理论。

第五，场理论。

第六，前景和背景。

第七，混乱与空。

下面我们来讲第一个哲学观。

第一个哲学观是形而上和形而下。

什么叫形而上？形而上的问题基本上都是哲学问题。也就是大家开玩笑所说的，门卫经常问的那三个问题：你是谁？你从哪来？你要到哪去？

形而下呢，就是一些具体的事情，你可以用具体的方法来解决。我们可以说，能解决的问题都是形而下的，也就是它有具体的操作方法可以解决。但是我们要明确的是，不是形而下的所有问题都能够被解决。

治疗师、医生和护士就分成了两种：一种只有形而下，一种既有形而下又有形而上。我们说，有形而下的医生和护士，或许他们能解决病人的问题。比方说，医生能够做阑尾炎手术，能够做骨折手术；护士能做口腔护理，能做PICC等。但是，确实解决不了患者形而上的问题。

那么另外一种医生和护士，就是同时具有形而上和形而下的能力，他们既能解决患者身上存在的疾病问题，能够解决医疗和护理的问题，同时又能够关注到患者心灵和精神层面的问题。这样高下自见，就不用多讲了。

我们想成为哪一个层面的人，就是我们面临的选择。其实这跟前面我对人群的划分一样，一种会叙事的人，一种不会叙事的人。这恰恰是不谋而合的。

可不可以这样讲：会叙事的人是形而上的人，不会叙事的人是形而下的人。当然这只是我的一家之言，仅供大家参考。

叙事护理 _092

李春：非常春天，非常叙事，大家早晨好。

下面我们来讲第二个哲学观，就是平行关系。

什么叫平行关系？就是要具有平行象征的能力，也就是说你要能够了解主体和客体之间的关系。什么叫主体和客体？主体就是我，客体就是他。那么我们作为医护人员，一定要懂得在对话过程当中，用我和你来进行置换。

这里讲一个故事，也是施琪嘉教授讲过的故事。他说一个小女孩，跟她妈妈一起来到咨询室里面。她不说话，一直不说话，一直塞着耳机在听歌，都是她妈妈在讲话。后来到咨询结束的时候，治疗师就问这个小女孩，你在听什么歌？

她就跟治疗师说，她在听一首歌，这歌里是这么描述的：车窗外恋人相拥，还在难舍难离，汽笛声突然响起，那姑娘满眼焦虑。本来想这对恋人只是挥手而别，未来还有相聚的机会，没想到这挥手一别就成为永恒。

治疗师就问这个小姑娘，你听了这首歌有什么样的感觉？

她说："我听完这首歌，就有叹了一口气之后的那种感觉。"

大家看，这个小姑娘没有跟治疗师描述她自己是怎么想或者怎么看的，但是她用这一首歌告诉了治疗师，她是怎么想的，她是怎么看的。那么在这样的关系当中就出现了一个我、一个他、一个你。

我就是这个小姑娘，你就是治疗师，然后他就是这首歌里面的他。实际上我和他是可以画等号的。

如果在治疗的过程中，或者在临床工作当中，我们经常可以看一看，用我来代替你，用你来代替我，或者用我和他之间进行替换，那么我们可能就会明白很多我们原来看不到的东西、我们看不懂的关系或者看不懂的期待和诉求。

叙事护理 _093

李春：非常春天，非常叙事，大家早晨好。

我们来讲第三个哲学观，就是形式大于内容。

实际上前面已经讲过了。我反反复复讲到了，在沟通学上有一个定律，就是55387定律。我们除了关注说出的语言、说出的话之外，更多地要关注那93%未曾说出的语言，或未被言说的故事。因为有时候形式会传递更多的信息。我们说语言文字传递的只是你的思想，但是你的语音、语调，你的身体语言，也就是这些形式，可能传递的是你潜意识的信息。

如果我们能够具有形式大于内容这样的一个理念和态度，可能我们会更多地关注到语言文字之外所表达的东西。

下面我们讲第四个哲学观，就是极性理论。

极性理论，就类似是东和西、阴和阳这样的一个关系。另外，这里面其实还蕴含一个像太极图一样相生相克逐渐过渡的关系。

我们大家都知道，在恋爱的过程当中，如果恋爱不成，可能由爱生恨。一个人多么恨一个人，说明他当初就有多么爱那个人。我们看到了来访者，比方说患者极度的恐惧，我们可以在这个恐惧之下，看到他对生命有多的期待，他对活下来有多么渴望。当家属带着愤怒的情绪来的时候，我们就要看在他的愤怒之下，掩藏着什么样的期望没有被满足。

比方说当一个来访者描述，她多么恨她的丈夫，她的丈夫有多么不好，对她如何采用冷暴力，怎么虐待她和他们的孩子，用什么样的方式逼迫她离婚。她就一直在讲，一直在讲，一直在讲。

然后你就可以问她，那你到底爱他什么呢？

她就会回忆说，在当初他们恋爱的时候，她生命中有过的那些细节，他是怎么对她好的。他在寒风刺骨、大雪飘飘的夜晚，给她送来了围巾和手套。他在天气特别热的那一天，端着半个西瓜走了几里路，送到了她跟前。

所以，我们要能够通过爱恨之间的这种情感表达，看到与她所说的相反的东西。

当我们带着这样的醒思去探索的时候，我们往往也会看到原来我们看不到的内容。

叙事护理 _094

李春：非常春天，非常叙事，大家早晨好。

今天我们讲第五个哲学观，叫作场理论。

什么叫场理论呢？实际上它就是一种系统理论。尤其是我们在做家庭治疗的过程当中，我们非常强调系统观，也就是一个人他不是独立存在的，他存在于他的家庭系统当中，家庭外周又由社会构成。那么，一个独立的人他就生活在家庭和社会所构成这个场域当中。一个人的疾病，也绝不是单独地存在于一个人的身上，它可能是这个系统的问题在这个人身上的展现。

下面我们还是讲故事。比如说，一个车祸的病人，她骨折了，但她会觉得特别开心。

为什么呢? 骨折了之后，一般都应该很痛苦。那这个骨折的病人不一样，因为从小她的家庭不幸，可是长大之后，她拥有了幸福的家庭，她的孩子也好，工作也好，她的老公也特别爱他。她在冥冥之中总觉得自己的生活太完美了，她配不上过这样幸福的生活。她内心总是惴惴不安，总是很惶恐，冥冥之中总觉得会有什么不好的事情要发生。她总在琢磨，到底有什么不好的事情要发生呢? 结果，有一天开车她就出了车祸，出车祸之后她的一颗心一下子就落地了，她就想那个报应果真就来了。而且这个报应来的呢，恰恰与她害怕的那个报应相比要轻得多。我们看，这个车祸轻呢，还是那个家庭分裂轻呢? 骨折轻呢，还是家庭不幸福轻呢? 所以骨折虽然是痛苦的，但是她觉得，那个痛苦远远比家庭不幸的痛苦要轻得多，她愿意承受这样的痛苦。所以车祸来的时候，她反而有一种心安、开心的感觉。

再讲一个故事。比方说一个男生，他已经上大学四年级了，他的问题是腰痛，已经做过四次手术了，但他的症状并不缓解。然后，我们就去回溯他的故事，他在什么时候出现的第一次腰痛呢? 那是在他高二的时候，出现了第一次腰痛。他的中考成绩非常好，高一也非常好，高二也非常好。但是有一次考试没有考班里第一，而且那次考试考得非常差。之后，他就出现了腰痛的问题，开始做手术。到高三的时候就休学了，在休学的这一年当中，他就开始自学，那一年他也同样参加了高考。本来他高一、高二的时候，大家都说这是一个清华的苗子，一定要上清华的。那后来他考取了一个本省的二本学校。

那么试想一下，他的病到底有什么样的功能呢? 我不知道大家能不能看到，他的这个病已经产生了功能。在他高一、高二的时候，他的父母就对他有了考上清华大学的期待。尤其是他的母亲是一个特别严厉的人，他的母亲特别能干，对他要求也非常严格。他被期待的是考入清华大学，当他成绩不好的时候，他知道考上清华大学无望。大家看一看这时候他的生病，他的手术，是不是替他承担了一些责任? "不是我没有能力考上清华，那是因为我生病了，我休学了。所以我考上这样一个二本的学校已经很不错了。"疾病和手术，让他逃脱了他应该承担的责任，免除了他本该受到的责备。所以，他的疾病也是具有功能的。

从更深的角度说,不是这个男生生病了,是这个家庭的互动模式出了问题,是家庭互动模式的病态借由孩子的躯体表现了出来。

所以,我们说一个人身体上的问题,绝不是他个人的问题,而是一个系统的问题于某个时间在某个人身上的展现。当我们在临床与患者互动的过程中,如果能去看看患者的家庭系统互动模式,应该会对患者的疾病有更全面的理解。

再举一个例子。比方说2015年除夕的时候看春晚,我在家里看到这样一个场景,一屋子七个人,都不说话,都埋头在猛戳手机。

当时我就在想,如果换一个场景,假如换到十年前,在这个房间出现了这样的状态,大家能设想一下吗? 这七个人不管不顾,谁也不理,就疯狂地猛戳手机,不停地戳,不停地戳。如果在十年前出现这样的状态,我们一定认为这七个人都疯了,他们都需要吃药了。可是,当这样一个情景出现在2015年除夕看春晚的时候,我们大家都认为这很正常,因为他们在抢红包,家家户户都一样。

所以我们一定要把一个人的问题,还原到它发生的情境和关系当中去,它才能够被理解。

这个理论就叫作场理论。

叙事护理 _095

李春:非常春天,非常叙事,大家早晨好。

现在我们讲第六个哲学观,就是前景和背景,换一个词就叫作水平化。

举一个例子来说,一个来访者在他的叙述过程中不断出现咳嗽,可能我们会注意到一个症状,那就是咳嗽这个症状。可是后来慢慢地我们发现,他只有在提起他父亲的时候才会咳嗽。只要提起他的父亲,他就会出现咳嗽的症状。那么,我们看咳嗽就是一个前景,这是我们能注意到的东西。在咳嗽后面的背景是他的父亲。如果我们把前景和背景放在同一个水平面上,把它们放在同等的地位，把它们联合起来看，我们就能看到问题，就会看到他每提到父亲就会咳嗽。这样就把前景、背景水平化，就是把地位等同起来。

其实，平时我们的环境中有很多信息，我们往往只会注意到想要的那些信息。有的病人来了之后，他有很多症状，可能我们观察到的只是我们想观察到的症状，或者我们注意的只是我们想注意的症状。所以有时候人们会说，医生不是在观察症状，而是在创造症状，或者是在选择症状。

这里要提到三个时刻，分别是现在时刻、当下时刻和相遇时刻。

什么叫现在时刻？现在时刻实际上就是每一分钟发生的，每一分钟流失的，每一分钟当下的时间都是现在时刻。

什么叫当下时刻？当下时刻就是当来访者提到他父亲咳嗽的这个当下，你能把咳嗽和他父亲联系在一起。这就创造了一个当下时刻。

什么叫相遇时刻？相遇时刻就是当我们发现了他的咳嗽和他父亲连接在一起的时候，我们去询问来访者："我们发现每当你提到你父亲的时候，你就会咳嗽，对吗？"这样就会引出一段他跟他父亲之间的故事。或者是说，他和他父亲以及咳嗽就产生了一种相遇，这种状态就叫作相遇时刻。

大家看，我们在做叙事护理的框架下，我们寻求的是哪一个时刻呢？我们寻求的是相遇时刻，或者说是我们在努力寻求那个时刻，要去创造那样的相遇时刻。因为只有我们对来访者、对病人的生命故事感兴趣，我们才能在相遇时刻去真切地感受到那个故事。

叙事护理 _096

李春：非常春天，非常叙事，大家早晨好。

今天我们来讲最后一个哲学观，即第七个哲学观，叫作混乱与空。

大家都知道，从文化的角度说，婴儿生下来都是混乱的，他的头脑里一片空白，没有秩序，也没有规则。后来在成长的过程中，因为文化、社会、环境的规则而产生了秩序。我们知道在没有规则、没有秩序的情况下，婴儿就会产生焦虑。如果文化和规则进入到我们的生命，让我们的生命产生了秩序，就会降低我们的焦虑感。

大家有没有注意到，就是在门诊或病房里面，我们特别害怕混乱。尤其是在门诊，一个医生一上午要看一百多个病人，平均2.77分钟他就要看完一个病人。在这种状态下，他就特别害怕患者和家属拿着厚厚的病历跟他讲故事。因为患者和家属讲故事的过程，就打乱了他的逻辑，打乱了他的规则，打乱了他2.77分钟必须看完一个病人的这样一个逻辑状态。他的这种逻辑状态被打破，就会让他的内心产生婴儿般的焦虑。当他产生婴儿般的焦虑的时候，他内心会伴随着混乱和空洞。那么，人是无法忍受这种混乱与空洞的。

我们讲述叙事治疗第一个技巧外化的时候，讲到过命名。命名会明确状态，能够把问题外化出去。我们也讲到了命名可以让患者明确自己的疾病状态，能够降低焦虑感。比如，我讲到的木乃伊的故事。的的确确定义、命名、逻辑、文化规则等，能够降低我们的焦虑。但作为一个医护人员，一定会经常面对混乱与空洞的状态，也一定会经常产生婴儿般的焦虑。说来说去这就是不确定性。

我们会经常面临这种不确定性，实际上我们现在的生活和世界，这种不确定性变得越来越明显了。很久以前，甚至二三十年前，世界变化很慢。也许五年是那个样子，十年还是那个样子。而现在，每年甚至每天都在发生着变化，我们刚刚学会了支付宝、微信支付、接着又来了一个Applepay。我觉得几乎每天都有变化在发生，于是我们的生活产生了非常强烈的不确定感。

我们每一个人，现在都面临去管理自己人生中的不确定性，也就是混乱与空洞的问题。

叙事护理 _097

李春：非常春天，非常叙事，大家早晨好。

下面我们来总结一下医护人员应该具备的七个哲学观。

第一个就是形而上和形而下，第二个是平行关系，第三个是形式大于内容，第四个是极性理论，第五个是场理论，第六个是前景和背景，第七个是混乱与空。

我们再对叙事治疗进行一下总结。

叙事治疗是后现代心理学的一种治疗方法。叙事治疗师应该具备的态度是，用尊重、谦卑、好奇的态度来面对生命。叙事治疗强调的不是技巧而是态度，只有生命才能进入生命，只有灵魂才能与灵魂交流。我们不是以改变病人为目的，强调的是对病人生命的了解与感动。

叙事治疗的核心理念是：人不等于问题，问题才是问题；每一个人都是自己问题的专家；每一个人都是有资源和能力的；每一个人都是自己生命的作者；问题不会百分之百地操纵人。如果我们把它置换到护理临床当中去，就会变成叙事护理的核心理念：人不等于疾病，疾病才是疾病；每一个人都是自己疾病的专家；每一个人都有资源和能力；每一个人都是自己生命的作者；疾病不会百分之百地操纵人。

叙事治疗有五大技巧：外化、解构、改写、外部见证人和治疗文件。

好，到现在为止，关于叙事护理的内容就全部讲完了。

那在近百天的陪伴过程当中，我不知道大家对于叙事护理产生了什么样的想法，有什么样的触动；我不知道这近百天的陪伴在未来会引发出什么样的故事；也不知道因为我们的这次相遇，会引发出什么新故事。

我认为讲课有两种效果：一种就是，"人似秋鸿来有信，事如春梦了无痕"；还有一种就是，"天街小雨润如酥，草色遥看近却无"。

我不知道，我们的培训效果会是哪一种。我希望大家能反馈给我。

关于叙事护理的下一步推进工作，我现在还没有具体的想法。我也期待着，朋友们能够跟我互动。

我们期待着未来能有更新、更美、更好的故事发生。